Claudia Ritter

Heilpflanzen
Signatur & Botschaft

ZEICHENSPRACHE DER NATUR
ERKENNEN UND NUTZEN

Ulmer

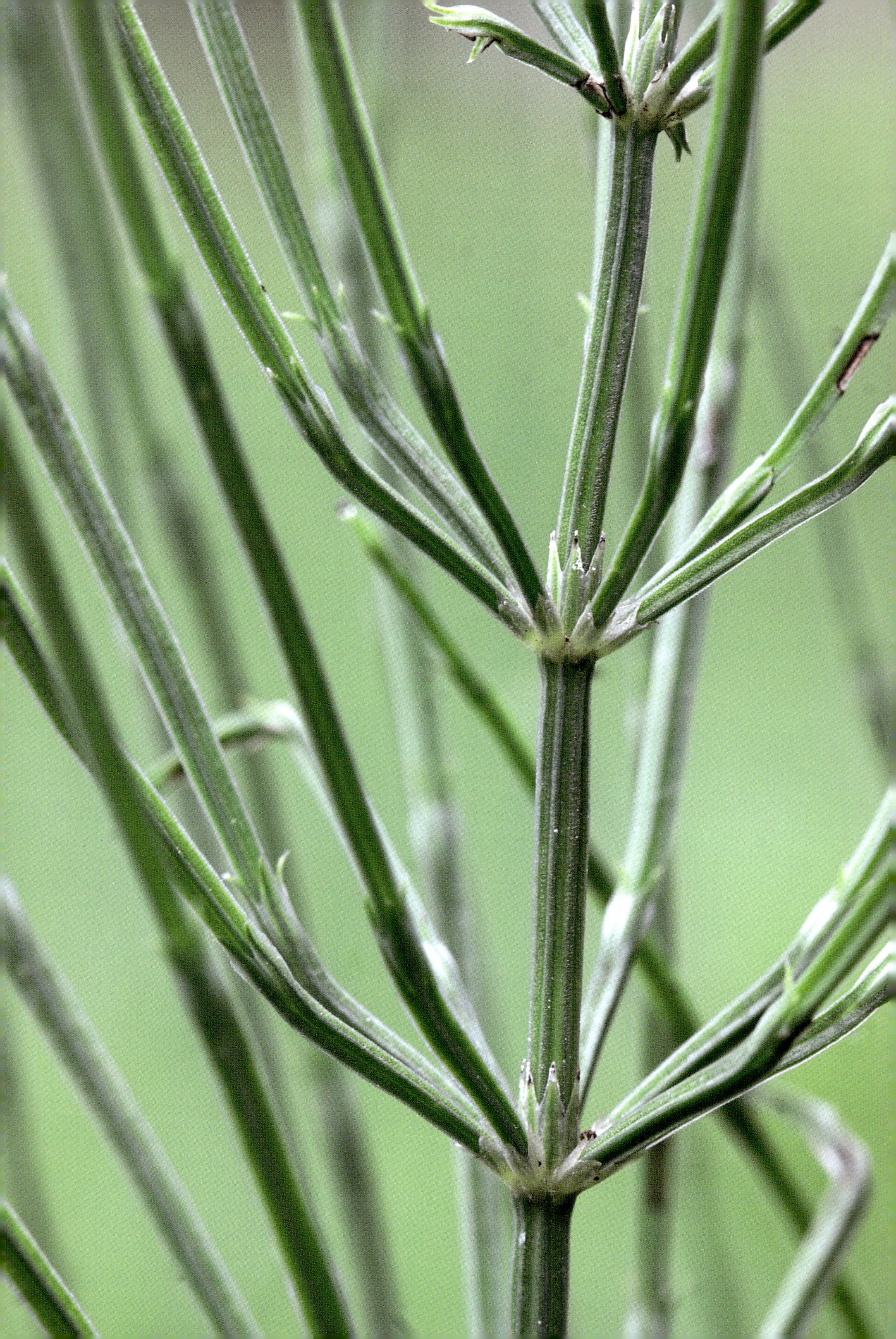

Vorwort 4

WAS SIND SIGNATUREN? 6

Mensch und Pflanze 8

Tradition des Kräuterheilwissens 8
Paracelsus 8
Von der Intuition zur Wissenschaft 9
Das Wesen der Pflanzen 9
Signaturenlehre 10
Pflanzennamen – nomen est omen 11

Die Schule der Wahrnehmung 13

Farbe 13
Form 14
Geruch 14
Geschmack 15
Konsistenz 15
Standort und Gesellschaft 15
Verhalten 16
Lebensdauer 17
Rhythmus und Zeiträume 17
Fortpflanzung und Sexualität 17

PFLANZENPORTRÄTS 18

Beifuß 20
Birke 24
Brennnessel 28
Frauenmantel 32
Gänseblümchen 36
Gundelrebe 40
Herbstzeitlose 44
Holunder 48
Johanniskraut 52
Kamille 56
Kapuzinerkresse 60
Karde 64
Knoblauch 68
Königskerze 72
Liebstöckel 76
Löwenzahn 80
Mädesüß 84
Mariendistel 88
Melisse 92
Ringelblume 96
Rose 100
Schachtelhalm 104
Schafgarbe 108
Schlehe 112
Schlüsselblume 116
Stiefmütterchen 120
Wacholder 124
Walnuss 128
Wegerich 132
Wiesenschaumkraut 136

Literatur 141
Register 142

Wie Merlin
Möcht' ich durch die Wälder ziehn;
Was die Stürme wehen,
Was die Donner rollen,
Und die Blitze wollen,
Was die Bäume sprechen,
Wenn sie brechen,
Möcht' ich wie Merlin verstehen.

Nikolaus Lenau (1802–1850)

LIEBE LESERINNEN UND LESER,

in den letzten Jahren ist ein neues Gespür für die Weisheit der Natur und ihre heilende Wirkung auf den Menschen gewachsen. Doch so neu sind diese Erkenntnisse nicht. Eigentlich muss das verschüttete Erbe nur wieder ins Licht geholt werden. Dieses Buch soll Sie an das alte Wissen der Signaturen oder die Sprache der Pflanzenwelt heranführen. Keinesfalls erhebt es den Anspruch auf Vollständigkeit, zumal auf astrologische Zuordnungen ganz verzichtet wurde. Ein Menschenleben ist auch sicher zu wenig, um all die Zeichen der Natur zu erfassen.

Die Pflanzenporträts in diesem Buch erschließen einen Zugang zu ihrem Wesen, ihrer Signatur und ihren Heilkräften und beziehen dabei auch aktuelle Forschungsergebnisse mit ein. Vor allem aber sollen sie die Liebe zu den Pflanzen wieder erwecken. Bei der Auswahl der Bilder standen naturgetreue Abbildungen im Vordergrund, denn die Natur braucht keine kosmetischen Verschönerungen. Praktische Anwendungshinweise ermöglichen den eigenen Umgang mit den beschriebenen Heilpflanzen. Ich wünsche Ihnen viel Freude beim Entdecken neuer Aspekte, wie man Pflanzen betrachten kann. Oder sind sie gar nicht so neu?

Claudia Ritter

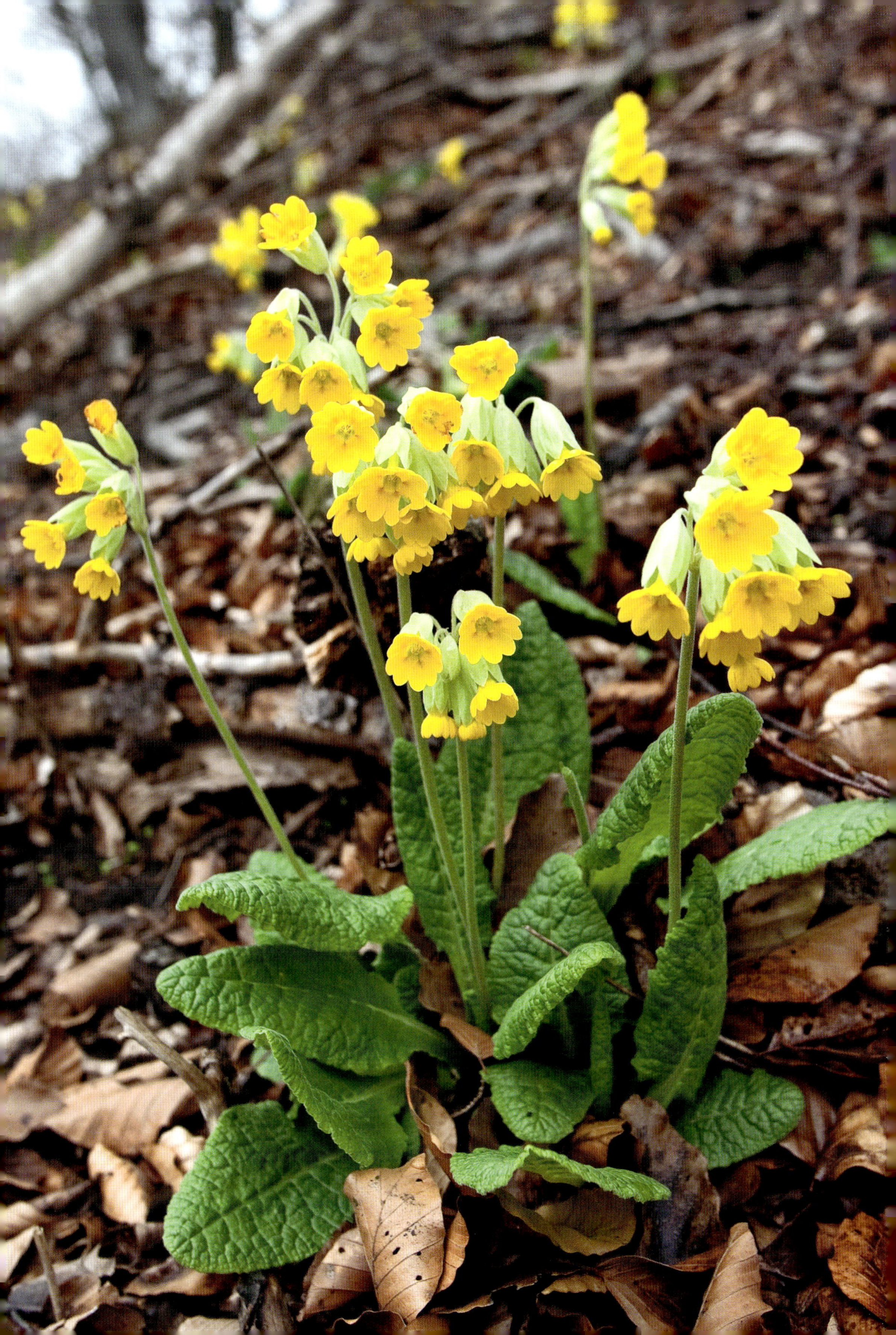

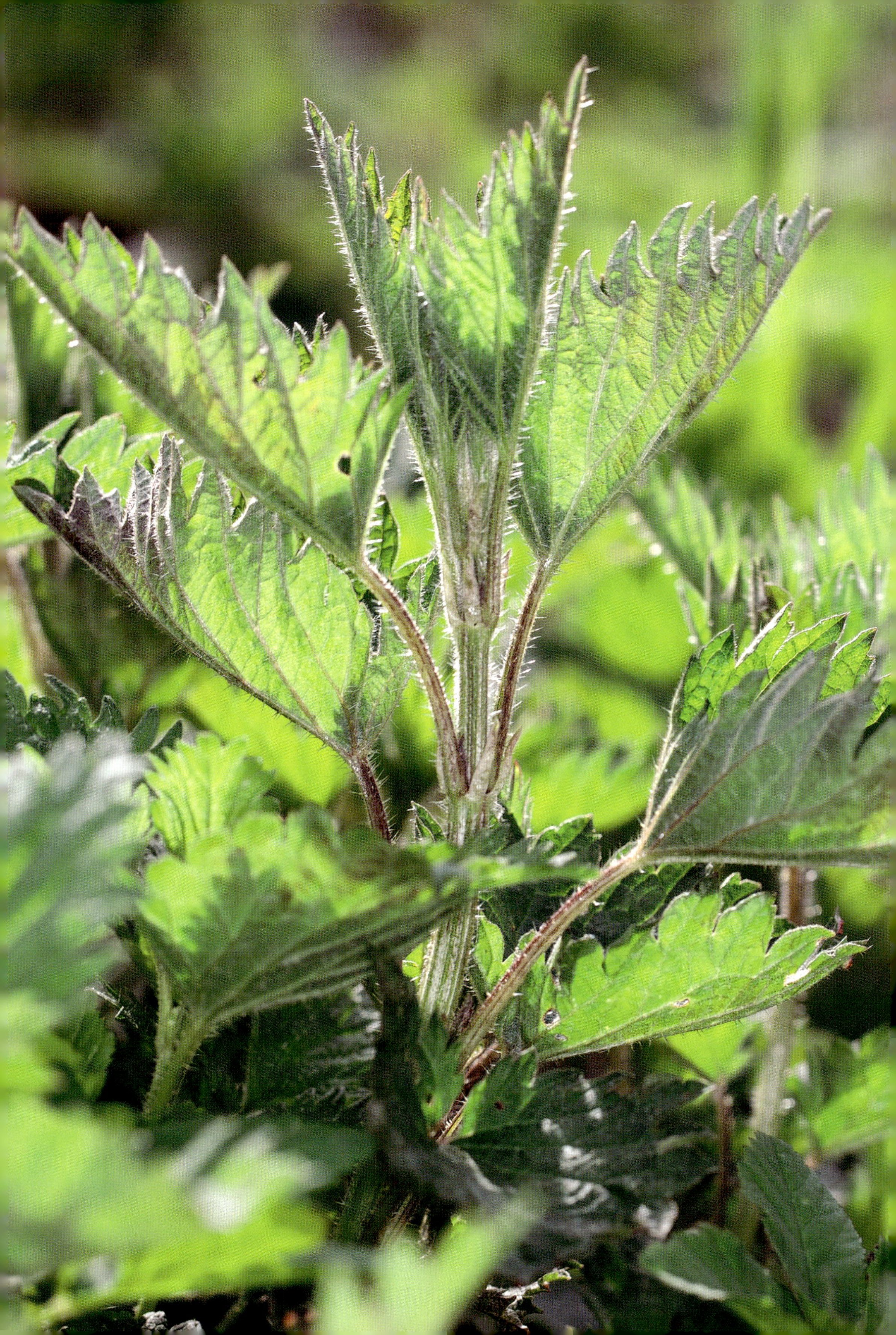

Was sind Signaturen?

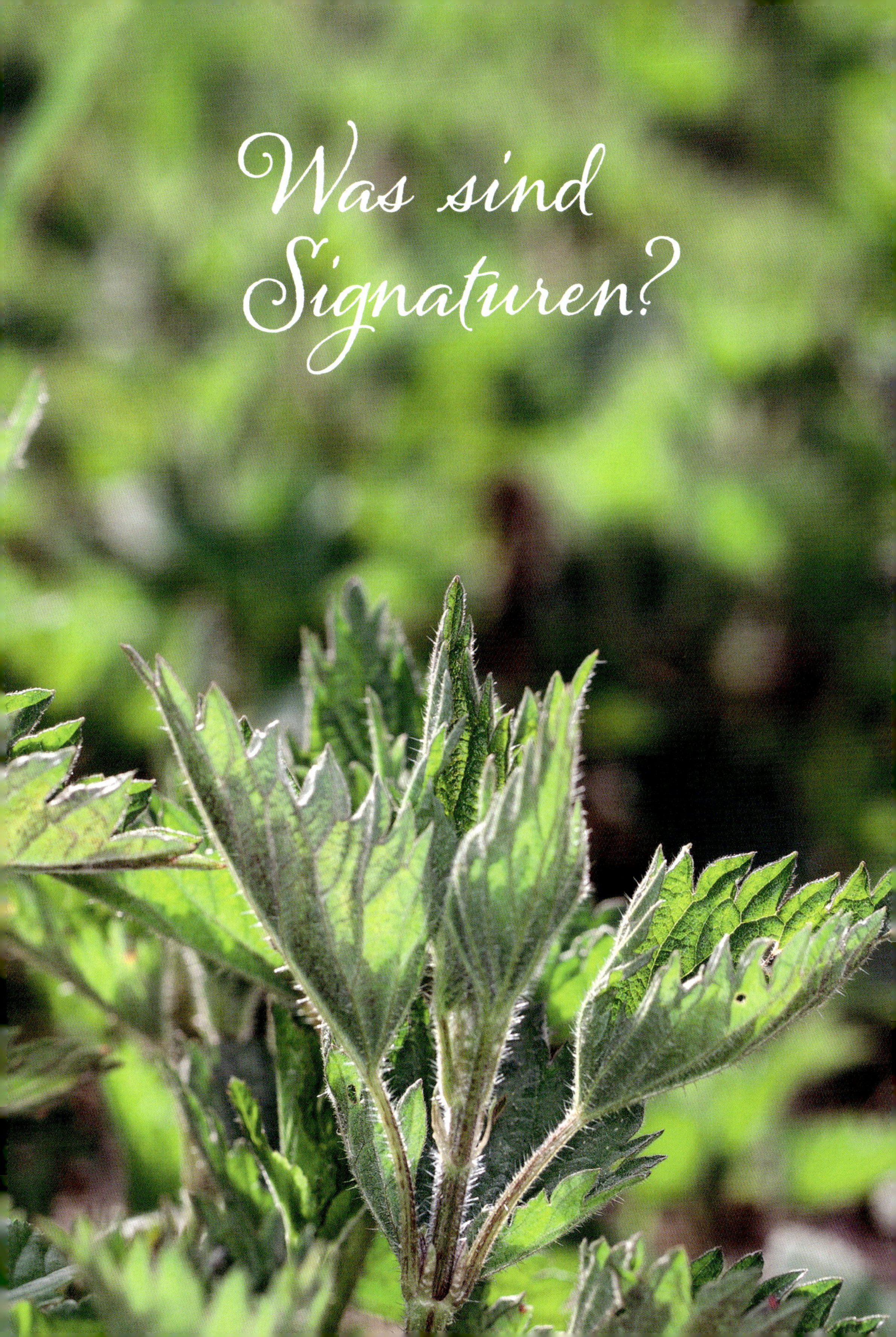

Mensch und Pflanze

Eine Beziehung zu Pflanzen gibt es in allen Kulturen seit uralten Zeiten. Sei es, um sie als Nahrung zu nutzen und damit den Fortbestand des Lebens zu sichern, oder um aus ihnen heilwirksame Kräfte zu gewinnen.

TRADITION DES KRÄUTERHEILWISSENS

Menschen aller Kulturen der Erde verwenden Pflanzen als Heilmittel, wobei verschiedene Kulturkreise oft dieselben Pflanzen bei gleichen Beschwerden benutzen. Das Kräuterheilwissen der Naturvölker, wie das der Germanen, Kelten und Indianer, beruhte auf deren Signaturkenntnissen.
Jahrtausende hindurch wurde das Wissen um die heilkräftige Wirkung von Pflanzen auf Körper, Geist und Seele von Generation zu Generation weitergegeben. Es waren vor allem Frauen, die durch ihr Naturverständnis, durch Intuition und eine gewisse „Hellsichtigkeit" ihre Kenntnisse erlangten, weniger durch Versuch und Irrtum. Offenbar hatten die Menschen früherer Generationen einen selbstverständlichen Zugang zu den Symbolen der Natur. Daraus entwickelte sich die traditionelle Pflanzenheilkunde. Sie ist noch heute wichtiger Bestandteil vieler medizinischer Systeme, wie des Ayurveda oder der Traditionellen Chinesischen Medizin. In Europa wurde sie vor allem von den christlichen Mönchen und Nonnen gepflegt und wird deshalb auch als Klostermedizin bezeichnet.

PARACELSUS

Einer der herausragenden Männer, der vor rund 500 Jahren die Signaturenlehre wieder aufgriff, war Paracelsus. Durch sein unstetes Wanderleben durch ganz Europa erlangte er ein umfassendes Wissen, das er weniger in den Hörsälen erlangte, sondern von Kräuterweibern, Schäfern, Bauern und Badern. Sein Wirken und die Heilungserfolge gelten als legendär. Er war Professor in Basel, wo er als Erster deutsche Vorlesungen hielt und nicht müde wurde, seine Kollegen aufzufordern, sich intensiv mit der Signaturenlehre zu beschäftigen – was ihm aber auch beißende Kritik bei etablierten Medizinern und Apothekern einbrachte. Von ihm stammt das Zitat: „Die Natur zeichnet ein jegliches Gewächs, das von ihr ausgeht, zu dem, wozu es gut ist. Darum, wenn man erfahren will, was die Natur gezeichnet hat, soll man es an den Zeichen erkennen, welche Tugenden in einem Ding sind".

VON DER INTUITION ZUR WISSENSCHAFT

Heute leben wir in einer technisierten Welt, in der oft nur Messbares zählt.

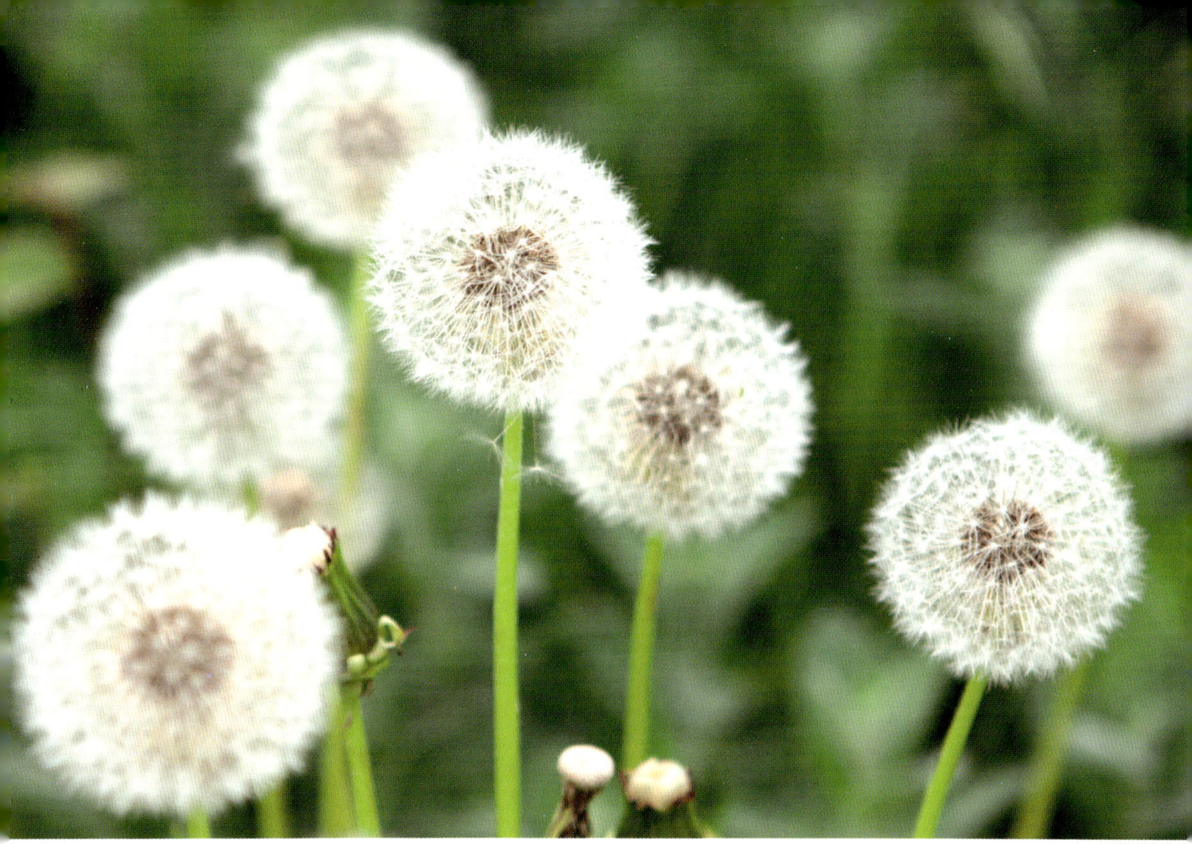

Zu den Pusteblumen des Löwenzahns hat vermutlich jedes Kind eine Beziehung.

Die rationale Phytotherapie entspricht dem modernen naturwissenschaftlichen Weltbild und betrachtet Pflanzen häufig unter dem Aspekt isolierter Wirkstoffe mit gleichbleibender Konzentration. Als Wirknachweis gelten (wie bei synthetisch hergestellten Arzneimitteln) sogenannte Doppelblindstudien. Die genauen Inhaltsstoffe und deren Wirkungen befriedigen unseren Intellekt, sind jedoch nur ein Teil der Wirklichkeit. Pflanzen können uns noch viel mehr zeigen.

DAS WESEN DER PFLANZEN

Allen Lebewesen – dazu zählen Menschen, Tiere und Pflanzen – ist gemein, dass sie mehr sind als die Summe ihrer Wirkstoffe. Sie in ihre Moleküle oder Atome zu zerlegen, um daraus zu schließen welche Vorzüge oder Eigenschaften sie haben, wird nicht funktionieren. Pflanzen haben auch eine energetische Funktion und sind Wesenheiten, die von Menschen mit einem erweiterten Bewusstsein wahrgenommen werden. Um das Wesen, den Charakter oder die Botschaft einer Pflanze zu erfassen, müssen wir nur tief durchatmen, einen Schritt zurückgehen und dann all unsere Sinne öffnen. Es geht nicht darum, zu analysieren und sich Details genau anzuschauen, sondern ihr verborgenes Wesen mit wachen Sinnen zu erspüren. Dazu möchte ich Sie in diesem Buch einladen. Zum Wesen der Pflanze zählen also Farben, ihr Duft, die Energie, die Gestalt der Blüten und Blätter, deren Wachstumsrhythmus und vieles mehr. Und dann gilt es, die alles entscheidende Frage zu stellen: Was machen all diese Eindrücke mit mir? Die Intuition, also der erste Gedanke und die Synthese von Kopf-, Herz- und Bauchdenken, ist dabei das wichtigste Instrument. Wenn Sie sich mit der Heilkraft der Pflanzen beschäftigen, sich auf sie einlassen und dies in stiller Umgebung regelmäßig trainieren, werden Sie immer neue Entdeckungen machen. Der intensive Kontakt mit der Natur wird zugleich auch Ihre spirituelle Entwicklung fördern.

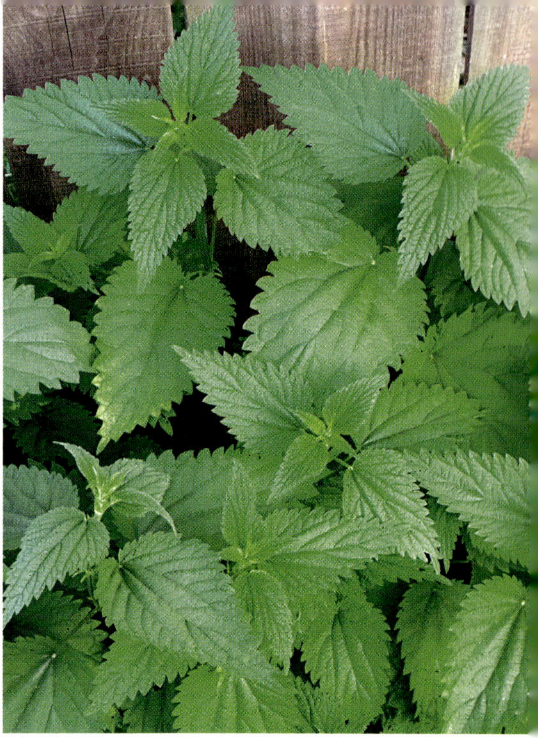

Brennnesseln wachsen gesellig und gern in menschlicher Nähe.

SIGNATURENLEHRE

Das Wesen der Pflanzen und ihre Signaturen sind eng miteinander verbunden. Die Signaturenlehre, die sich mit den äußerlich feststellbaren Eigenschaften von Pflanzen beschäftigt, ist die Basis der Heilsysteme vieler Naturvölker.
Die Signaturenlehre basiert auf einem der sieben hermetischen Gesetze, das da lautet: „Wie oben so unten, wie innen so außen", und entspricht der Vorstellung, dass eine Pflanze oder ein Pflanzenteil einer Krankheit oder einem Organ, das sie heilt, ähnelt.
Eine genaue Betrachtung der vielen Einzelheiten ist genauso wichtig wie die Assoziationen, die sie uns über die Sinne übermitteln. Hilfreiche Fragen dazu sind beispielsweise die folgenden.

- Welche Stärken hat die Pflanze? Ist es die Größe (Walnuss), der Duft (Rose) oder die Blühfreudigkeit (Gänseblümchen)?
- Liebt sie die Gesellschaft von Artgenossen, wie es bei Brennnessel und Löwenzahn der Fall ist, oder steht sie gerne einzeln wie die Königskerze und der Wacholder?
- Welche besonderen Standorte bevorzugt sie? Sind es Vorgärten, wie sie etwa vom Gänseblümchen gewählt werden, oder Zäune, an denen die Gundelreben gerne wachsen, begegnet sie uns am Bachufer

Das Wesen der Rosengewächse

Am deutlichsten zeigt die Pflanze ihr Wesen, wenn sie in voller Blüte steht. Nehmen wir als Beispiel die Rosengewächse. Häufige Kennzeichen dieser Pflanzenfamilie sind eine reichliche Blüte mit fünf Blütenblättern, ein betörender Duft, Fruchtbarkeit, vitaminreiche Früchte und Dornen als Zeichen der Abgrenzung. Ihr Wesen ist also ein verschwenderischer Reichtum.

wie Mädesüß oder auf den Wegen wie der Wegerich?

- Liegt ihre Stärke in der Zwiebel (Knoblauch), der Wurzel (Liebstöckel), im Kraut (Frauenmantel), der Blüte (Ringelblume) oder den Früchten (Walnuss)?
- Welche Formen haben Blätter, Blüten und Früchte? Lösen sie Assoziationen aus? Beispiele sind die Melisse mit ihren herzförmigen Blättern; die Karde, deren Blüte als Zeichen der Wanderröte gilt; die Ringelblume, deren geringelte Früchte den Fruchtboden verschließen.
- Wie schützt sie sich? Vor Fressfeinden mit spitzen Stacheln wie die Mariendistel oder durch bittere Stoffe wie der Beifuß, vor Wind und Witterung mit tiefen Wurzeln wie die Schlehe oder vor Trockenheit mit filzig behaarten Blättern wie die Königskerze?
- Produziert sie besondere Inhaltsstoffe wie die Salicylsäure der Mädesüßpflanzen oder würzige ätherische Öle?

PFLANZENNAMEN – NOMEN EST OMEN

Hinter jedem Pflanzennamen steckt ein Stück Geschichte. Die Namen erzählen uns etwas über die Verwendung, die Struktur, das Aussehen und vieles mehr. Sie sind eine relativ einfache „Merkhilfe“, die sich leicht einprägt und die Ihnen schon den ersten Zugang zu den

Blühfreudig und gesellig sind die allgegenwärtigen Gänseblümchen.

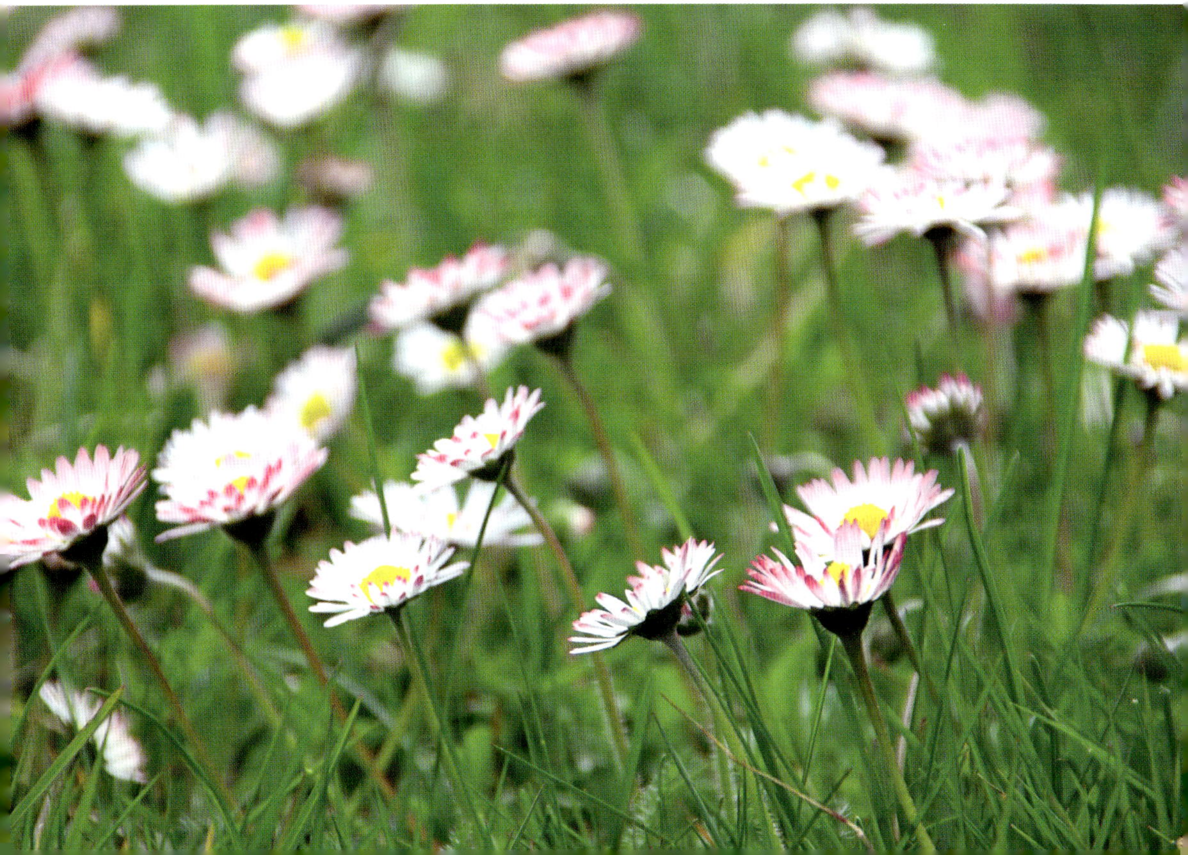

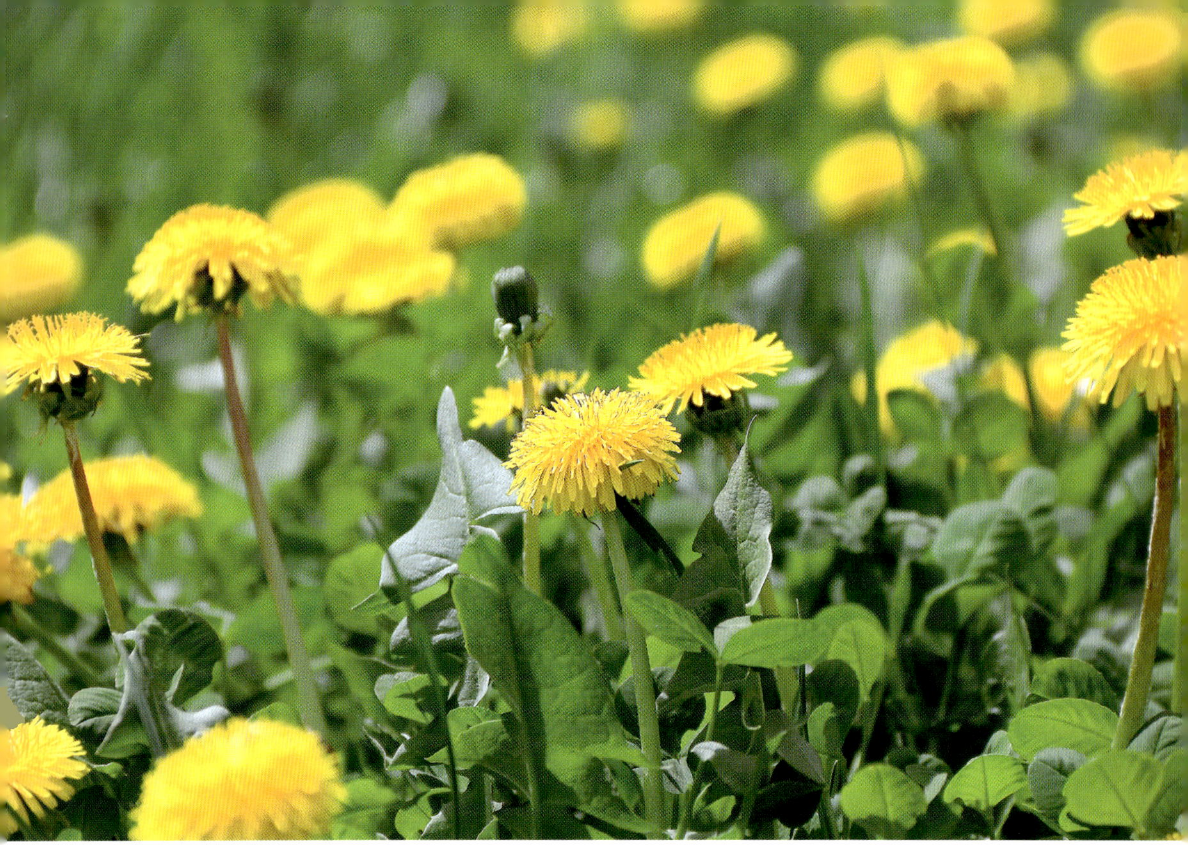

Der Löwenzahn hat viele alte Volksnamen: Augenwurz, Bettseicher, Butterblume ...

Pflanzen geben kann. Sowohl die alten Volksnamen wie auch die wissenschaftlichen Namen sind dazu hilfreich. In den einzelnen Pflanzenporträts ist den Pflanzennamen jeweils ein eigener Abschnitt gewidmet.

Alte Volksnamen

Denken Sie an so einfache Namen wie Weiberkraut, Jungfernkraut, Mutterkraut, Allfrauenheil, Rosa oder Melisse: Da vermuten wir in diesen Pflanzen doch sofort schlummernde Kräfte, die auf die weibliche Natur wirken. Andere Bezeichnungen wie Nierenbaum, Haarwurz, Herr des Eiters, Bettseicher, Herzkraut oder Gallendistel lassen sofort an die Heilkraft für ein Organ, ein Gewebe oder ein spezifisches Leiden denken, während Osterblümli, Sonnwendgürtel, Maibaum, Michaeliblume oder Johanniskraut auf ein Zeitfenster hindeuten, in der die Pflanze besondere Eigenschaften hat.

Wissenschaftliche Namen

Auch die wissenschaftlichen Pflanzennamen sind kein Buch mit sieben Siegeln. Sie verraten uns oft allgemeine Eigenschaften. Beispielsweise lässt das Artepithet (der zweite Name der wissenschaftlichen Bezeichnung) *vulgaris* (= verbreitet) beim Beifuß auf ein häufiges Vorkommen schließen, *perennis* (= ewig) zeigt an, dass das Gänseblümchen fast das ganze Jahr hindurch blüht, die Vorsilbe *tri* (= drei) bezeichnet die Dreifarbigkeit des Stiefmütterchens und durch den Zusatz *arvensis* (= zum Acker gehörend) wird der Lebensraum des Schachtelhalms, der vorzugsweise am Acker wächst, angedeutet.

Die Schule der Wahrnehmung

Signaturen zu deuten, ist eine komplexe Angelegenheit. Es erfordert ein Denken in Analogien und die Kunst, viele Aspekte zu kombinieren. Wer das Buch der Pflanzengeheimnisse studieren will, hat darin eine Lebensaufgabe gefunden. Mit einer kurzen Zusammenfassung möchte ich Ihnen einige Anhaltspunkte geben.

FARBE

- Weiße Pflanzensäfte wie auch weiß geäderte Blätter sind oft ein Zeichen für den Bezug zur Lymphe.
- Weiße Blüten haben die Ausstrahlung von Reinheit und Neuanfang, bedeuten aber auch Weisheit.
- Gelbe Blüten, Wurzeln oder Pflanzensäfte sind eine wichtige Signatur für Leberheilpflanzen, da sie eine Sympathie zur Gelbsucht zeigen.
- Auch entsprechen gelbe Blüten der Sonne und dem Licht und wirken allgemein stimmungsaufhellend.
- Rosafarbene Blüten versinnbildlichen Harmonie und Zärtlichkeit.
- Orangefarbene Töne vermitteln Wärme und die Strahlkraft der Sonne.
- Rostrote Farbtöne sind eine Signatur, die auf Eisen hinweist, das für die Blutbildung notwendig ist.
- Ein reines Rot kann eine Verbindung zum Blut und zum Herzen zeigen (Farbstoff des Johanniskrauts oder rote Rosen) oder auf einen hitzigen Charakter hindeuten, der schon mal „rot sieht".

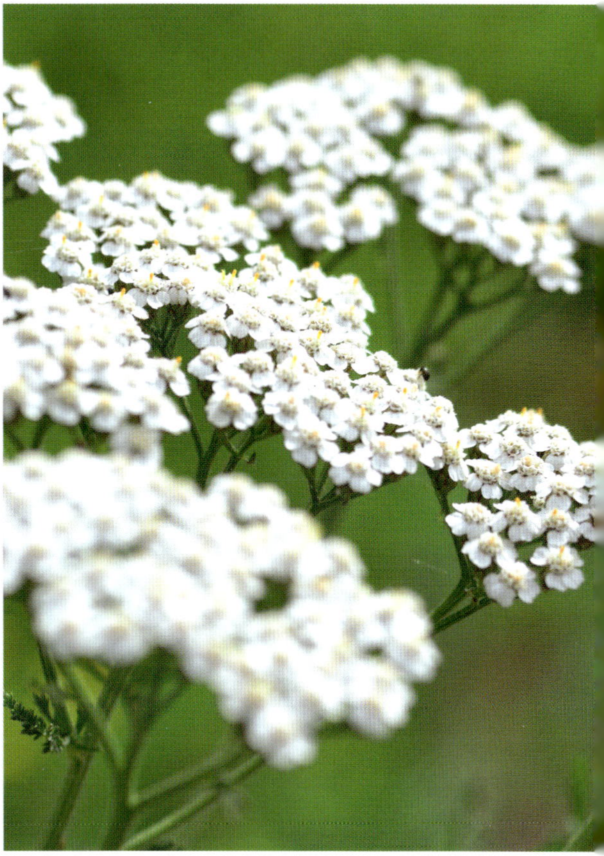

Die weißen Schafgarbenblüten symbolisieren Reinheit und Weisheit.

- Violett und Lila sind Farben, die mit Melancholie assoziiert werden.
- Reines Blau steht für Ruhe und weist fast immer auf ein krampflösendes Mittel hin (Kamille, dessen Öl blau ist).
- Eine schwarze Farbe wie die der Knolle der Herbstzeitlosen repräsentiert Nekrose, den Gewebetod.

FORM

- Pflanzen mit Stacheln, Dornen oder Brennhaaren (Mariendistel, Schlehe, Brennnessel) sind meist ungiftig. Sie zeigen eine Sympathie zu stechenden Leiden. Insgesamt regen sie Vitalität und Ausscheidung an und sind bei chronischen Krankheiten von Vorteil.
- Sonnenhafte Blütenformen (Gänseblümchen, Johanniskraut, Ringelblume) zeigen den erhellenden Charakter.
- Doldenförmige Blüten (Holunder, Liebstöckel) stehen für die Sauerstoffversorgung der Lunge und den Blutstrom.
- Unscheinbare Blütenformen (Melisse) symbolisieren eine gewisse Schüchternheit und Zurückhaltung.
- Perforierte Blätter weisen auf Schuss- und Stichverletzungen hin (Johanniskraut), schaumig gewellte Blätter (Schlüsselblume) repräsentieren die Lunge, herzförmige das Herz, nierenförmige die Nieren und gefiederte Blätter zeigen fahrige oder nervöse Eigenschaften. Behaarte Blätter sind eine Signatur für die Kopfhaare (Brennnessel) oder die Flimmerhaare in den Atemwegen (Königskerze). Solche mit einer deutlichen Nervatur sollten bei Nervenleiden in Erwägung gezogen werden.
- Pflanzen mit einer Röhrenform von Ästen (Holunder) und Stängeln (Liebstöckel) öffnen Röhren, Hautporen und den Darm oder wirken auf die Luftröhre.

Perforierte Blätter des Johanniskrauts.

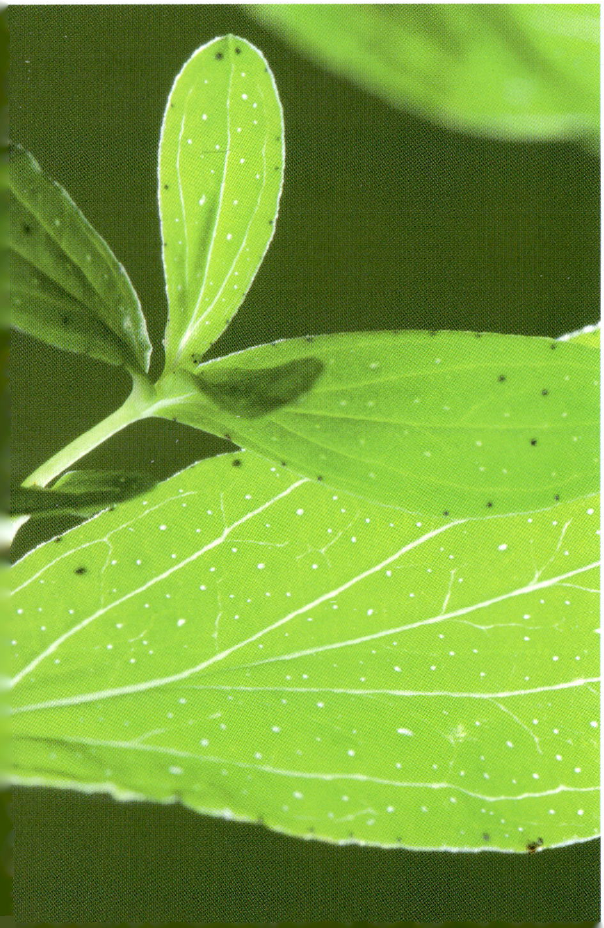

GERUCH

- Viele stark riechende Pflanzen wurden im Mittelalter wegen ihres intensiven Geruchs als dämonenabwehrende Pflanzen gebraucht. Heute wissen wir, dass ätherische Öle (Beifuß, Liebstöckel, Wacholder) Mikroorganismen in Schach halten.
- Erfrischend duftende Pflanzen (Melisse) stimulieren die Psyche.

- Würzige Düfte (Gundelrebe) zerteilen Verhärtetes und bringen es in Bewegung.
- Ein dezenter Uringeruch (Brennnessel) zeigt die Beziehung zwischen Pflanze und Harn.
- Ein scharf beißender Geruch (Knoblauch) hat auflösende Eigenschaften und verflüssigt.

GESCHMACK

- Ein schleimiger Geschmack (Stiefmütterchen, Königskerze) deutet auf eine Haut- oder Schleimhautpflanze hin.
- Pflanzen mit Bitterstoffen (Beifuß, Löwenzahn) heilen die „Verbitterung". Der bittere Geschmack regt die Verdauungsdrüsen, speziell die von Leber und Galle, an. Deshalb soll man sie bei Gallenleiden oder seelischer Verbitterung einnehmen.
- Ein scharfer, senfiger Geschmack (bei Kapuzinerkresse oder Wiesenschaumkraut) wirkt sich positiv auf die Darmsymbionten aus, regt die Darm- und Bauchspeicheldrüsen-Funktion an und ist hilfreich bei stinkenden Ausscheidungen.
- Ein brennender Geschmack (in jungen Brennnesselblättern, im Knoblauch) weist auf erhitzende oder wärmende Eigenschaften hin. Er ist allgemein vitalisierend, regt die Verdauung und die Abwehr an.
- Was die Gewebe zusammenzieht (Schlehenfrüchte) kann Wunden abdichten.

KONSISTENZ

- Fette Früchte (Walnuss) oder Samen sind energiereich und nähren den Menschen.
- Zähe und faserige Blätter (Frauenmantel) deuten auf eine kräftigende Eigenschaft hin. Faserige Pflanzen wie Johanniskraut haben festigende Eigenschaften und heilen Verletzungen.
- Schleimige Gewächse (Schlüsselblume, Stiefmütterchen) wirken auf die Schleimhäute.
- Lockere, markige Gewächse (Holunder) treiben den Stuhl, Urin und den Schweiß.

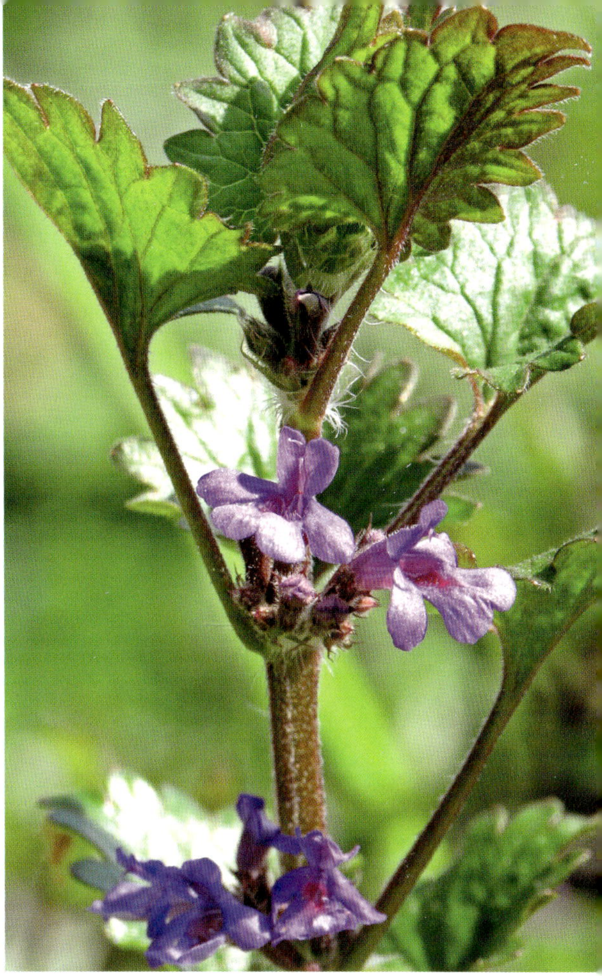

Würzig duftet die Gundelrebe.

STANDORT UND GESELLSCHAFT

- Auf mageren und trockenen Böden (Kamille) wachsen Pflanzen, die trocknen.
- Pflanzen von feuchten Standorten (Birke, Mädesüß, Schachtelhalm, Zeitlose) haben oft eine Beziehung zu den Nieren

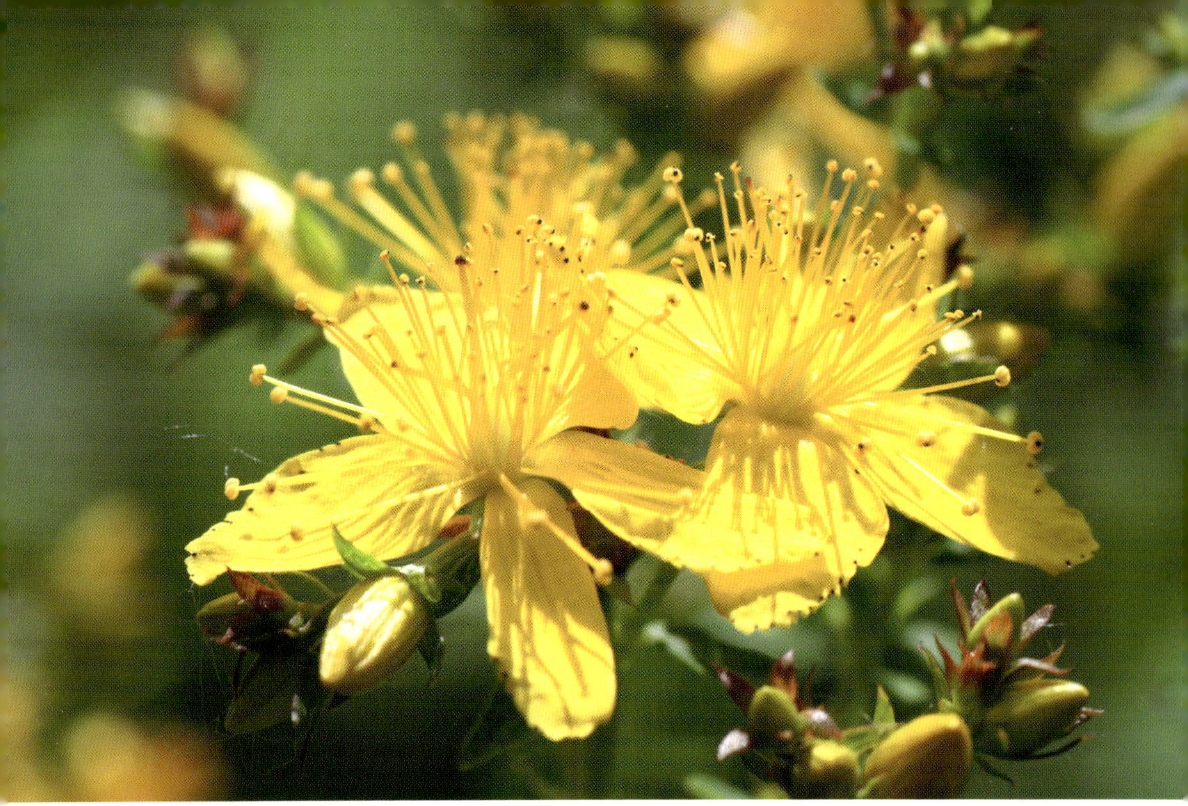

Johanniskraut wächst am liebsten in praller Sonne.

oder zur Lymphe und helfen gegen rheumatische Erkrankungen – das Wort Rheuma wurde vom griechischen *rheo* (= ich fließe) abgeleitet.

- Pflanzen, die in der prallen Sonne wachsen (Johanniskraut, Ringelblume), haben oft eine erwärmende und aufheiternde Wirkung und zeigen eine Strahlenresistenz.
- Ein verfestigter Boden bringt Heilpflanzen (wie Wegerich) hervor, die Widerstandskraft und Unzerstörbarkeit vermitteln.
- Ruderalpflanzen siedeln sich gerne auf Neuland, Schuttplätzen, Wegrändern und Bahndämmen an. Sie sind oft resistent gegen Umweltgifte und Trittschäden und stehen für Widerstandsfähigkeit.
- Große Kolonien bildende Pflanzen wie Brennnesseln oder Schafgarbe haben einen Bezug zu den Zivilisationskrankheiten der Neuzeit. Dazu zählen Allergien, Neurodermitis, Krebserkrankungen oder Autoimmunerkrankungen.
- Mauerblümchen, also Pflanzen, die den Stein brechen können (Brennnessel, Löwenzahn) und aus Mauerritzen hervorsprießen zeigen eine Sympathie zu Steinleiden wie Blasen- und Nierengrieß.

VERHALTEN

- Fröhliche Pflanzen (Gänseblümchen) tragen zur Heiterkeit bei.
- Wehrhafte Pflanzen unterstützen Menschen, die sich klar gegenüber Angriffen von außen abgrenzen möchten. Schon eine kleine Berührung der Brennnessel genügt, damit sie ihre Toxine unter die Haut spritzt.
- Bei Lichtkeimern wie Johanniskraut kann man auf ein lichtes bzw. stimmungsaufhellendes Wesen schließen.

- Pflanzen, die oft niedergetreten werden (Gänseblümchen, Wegerich), bilden Wirkstoffe gegen Verletzungen durch Tritt und Quetschung.
- Solche Pflanzen, die den Menschen auf ihren Wegen begleiten (Beifuß, Wegerich), werden auch dort gebraucht.

LEBENSDAUER

- Einjährige Pflanzen sind eher für akute Leiden von Vorteil.
- Immergrüne Gewächse (Wacholder) oder holzige, dauerhafte Pflanzen zeigen eine unermüdliche Lebenskraft und sind eher Heilmittel bei chronischen Zuständen.
- Pflanzen, die nach der Vegetationszeit noch ein Fasergerüst stehen lassen (Johanniskraut, Schachtelhalm, Schafgarbe) zeigen ihre festigenden Eigenschaften. Sie sind Heilmittel bei chronischen Leiden und Altersmittel.

RHYTHMUS UND ZEITRÄUME

Häufig gilt der Grundsatz: Die Pflanze wächst dann, wenn sie gebraucht wird.

- Frühjahrspflanzen wie Gundermann, Schlüsselblume und Birke werden gebraucht, um die Krankheiten des Winters zu heilen.
- Pflanzen des Sommers (Königskerze) sind bei hitzigem Geschehen oder trockenem Leiden von Vorteil.
- Früchte, die im Herbst reifen (Schlehe, Wacholderbeeren, Walnuss) stärken uns vor der nass-kalten Jahreszeit mit Energie und Vitaminen.
- Was gegen den natürlichen Rhythmus wächst (Herbstzeitlose), deutet auf eine Giftpflanze hin.

FORTPFLANZUNG UND SEXUALITÄT

- Ergiebige Fruchtstände (Brennnessel, Wegerich) lassen auf Fruchtbarkeit schließen oder wirken auf die Fortpflanzungsorgane (Beifuß).
- Kräuter, die der Artemis, Venus oder Aphrodite geweiht sind, helfen gegen typische Frauenleiden.
- Pflanzen, die ohne Bestäubung fruchten (Frauenmantel), wirken auf die weiblichen Sexualdrüsen.

Schlehenfrüchte reifen im Herbst.

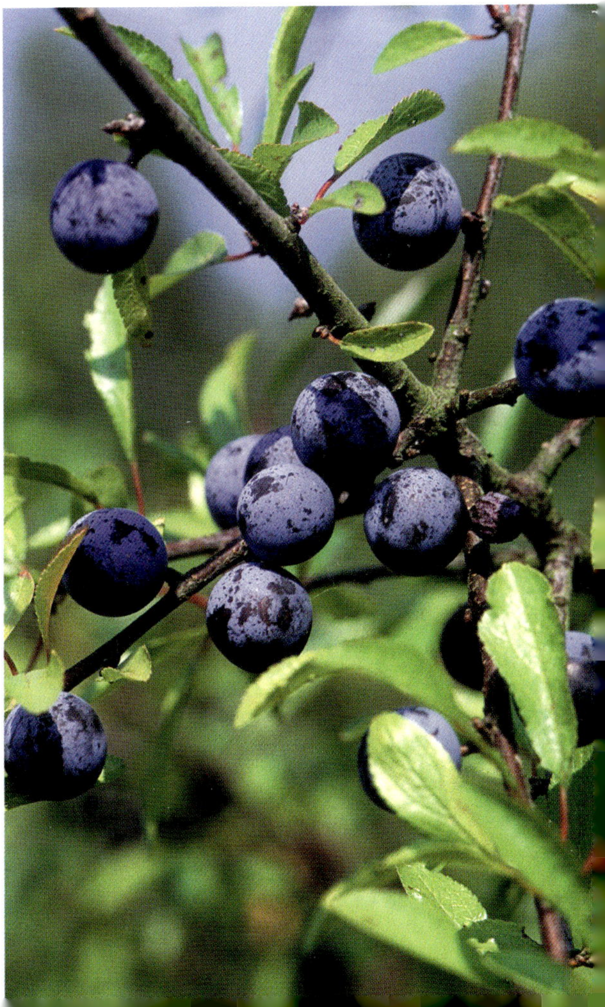

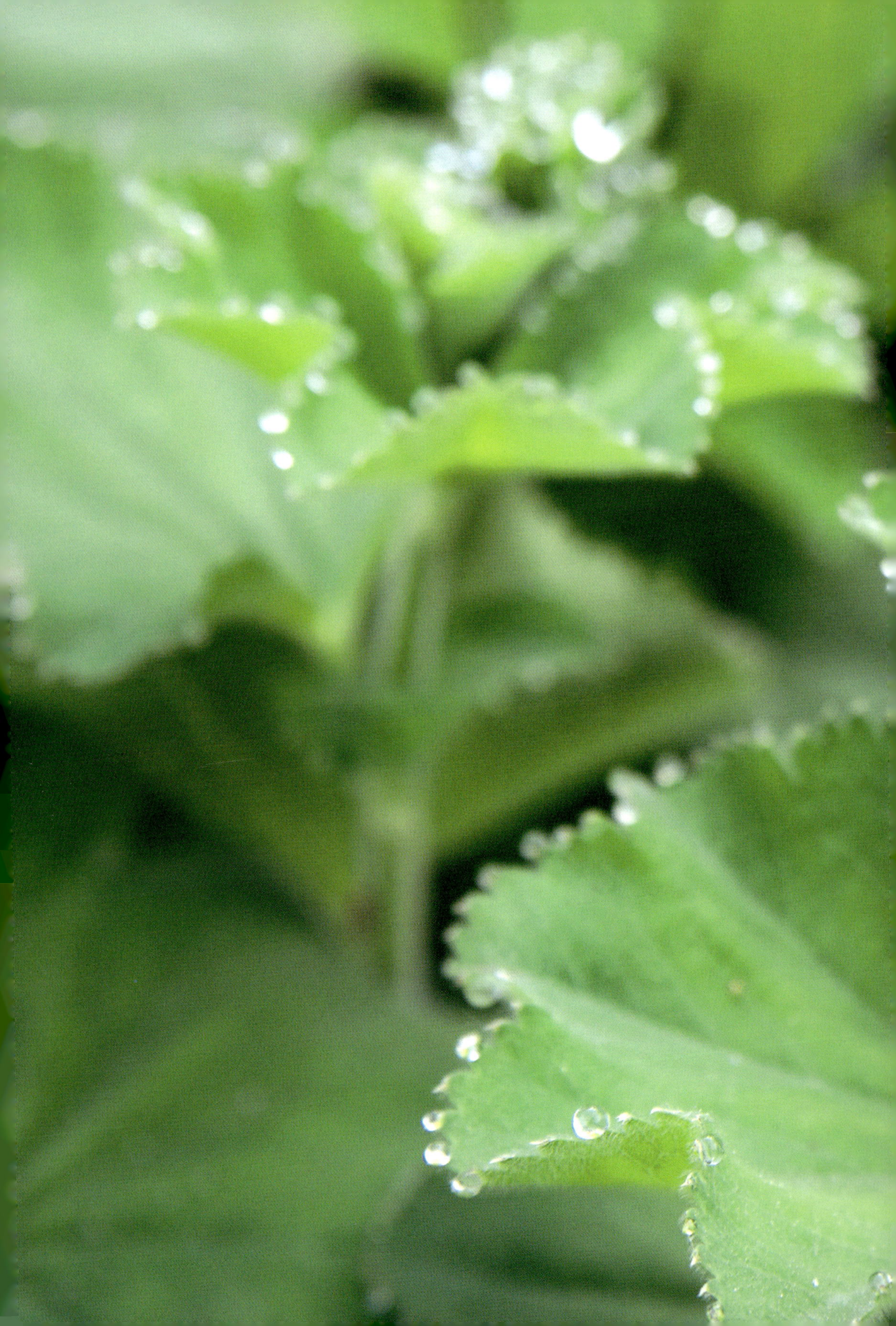

Pflanzenporträts

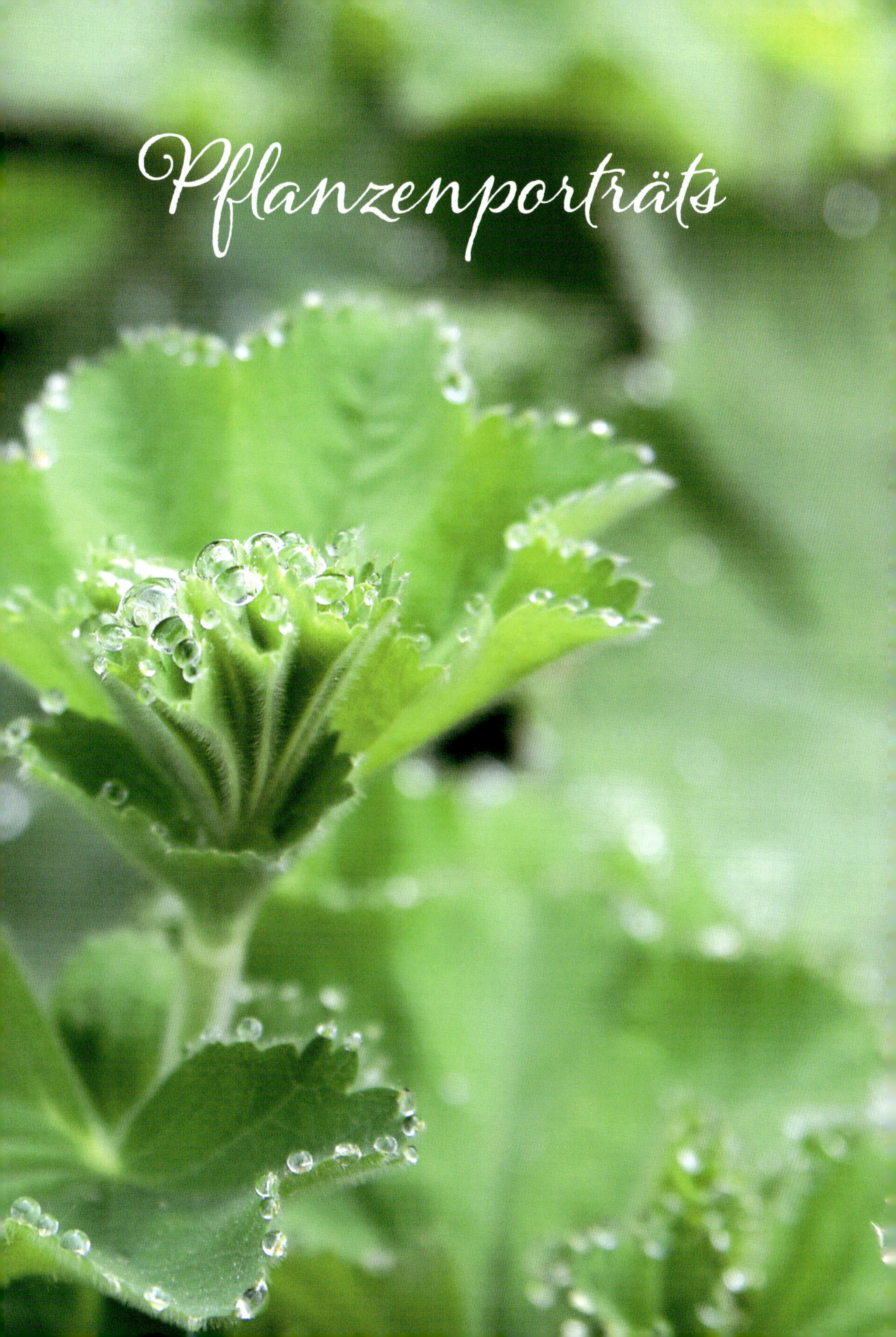

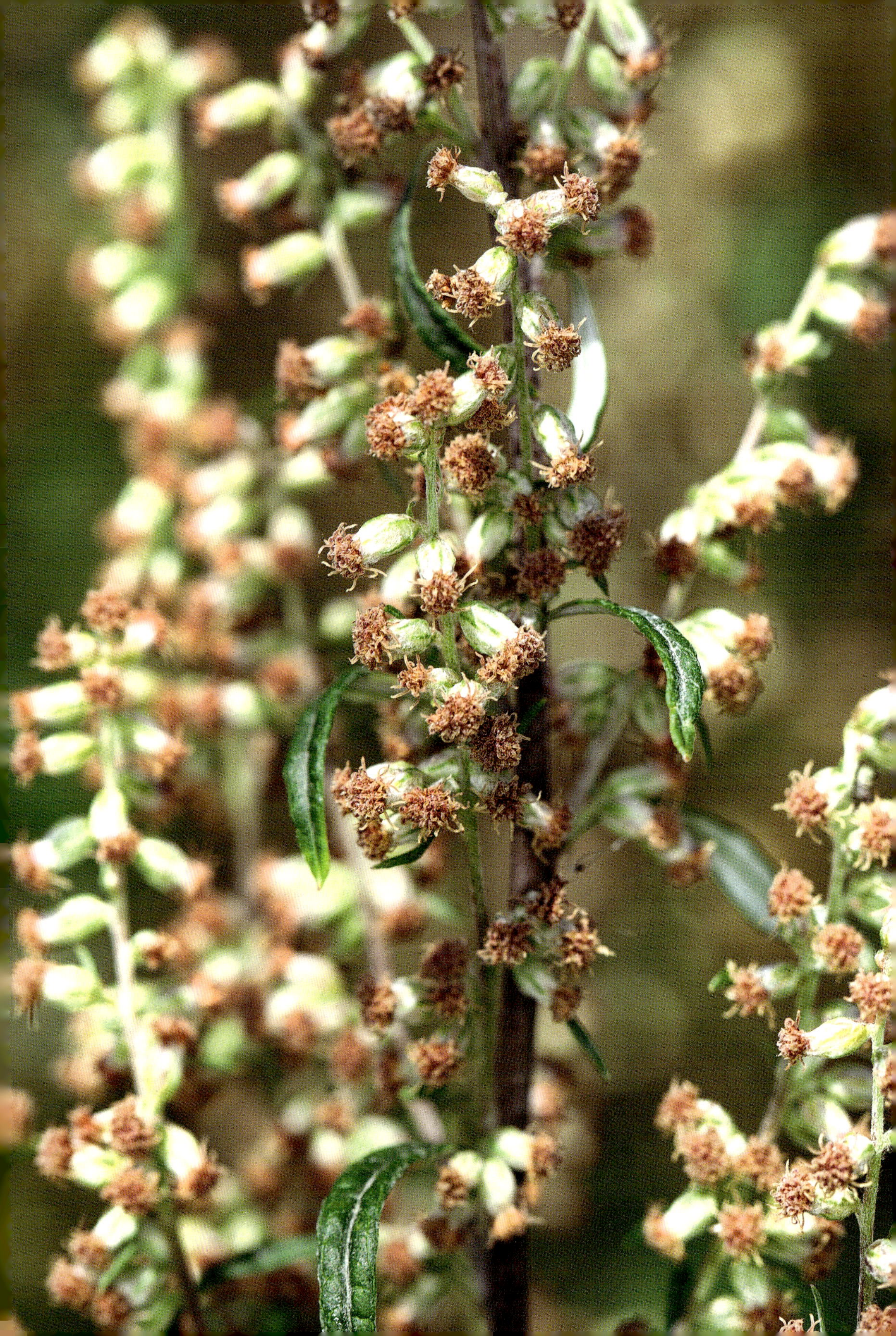

Mugwurz, die Mutter aller Kräuter

Beifuß

Artemisia vulgaris

KLEINE PFLANZENKUNDE

Der staudige Korbblütler begegnet uns überall in den gemäßigten Breiten auf Schuttplätzen, Ödland und Wegrändern. Beifuß bevorzugt karge Böden sowie trockene und sonnige Standorte. Die mächtige Pionierpflanze wächst nicht nur bis zu 1,50 m in die Höhe, sondern auch ordentlich in die Breite. Kennzeichnend sind seine tief eingeschnittenen, zipfelförmigen Blätter, die an rostroten Stängeln wachsen. Oberseits sind sie dunkelgrün, unterseits weißfilzig. Sie riechen stark aromatisch; ihr Geschmack ist herb würzig und bitter. Die unscheinbaren, gelbbraunen, kleinen Blütenkörbchen sind in ähren- oder traubenförmigen Ständen angeordnet und kommen von Juli bis Oktober zum Vorschein. Während die randständigen Blüten eines Körbchens weiblich sind, sind die inneren zwittrig.

Der Samenreichtum des Beifuß zeigt die Verbindung zu den Fortpflanzungsorganen.

VOLKSNAMEN UND NAMENSDEUTUNG

GEWÜRZBEIFUSS, JUNGFERNKRAUT, MUGWURZ, SONNWENDGÜRTEL, SCHOSSWURZ, WEIBERKRAUT, WILDER WERMUT

Seinen wissenschaftlichen Gattungsnamen *Artemisia* verdankt der Beifuß der griechischen Göttin Artemis, der Herrin über die Tierwelt und Beschützerin der Gebärenden. Und da er häufig vorkommt, bekam er das Artepithet (den Beinamen) *vulgare* (= weit verbreitet, gewöhnlich). Den deutschen Namen Beifuß erhielt er, weil er nach Überlieferung vor Müdigkeit schützt, wenn man ihn um die Beine bindet. Er ist ein altes Sonnwendkraut und zugleich ein Kraut der Wintersonnenwende. In alten Zeiten wurde er am Johannistag gepflückt und als Gürtel getragen, um alle bösen Einflüsse abzuwehren. Bis heute hat sich in manchen Gegenden der Brauch erhalten, in den Raunächten damit Haus und Stall zu räuchern. Mugwurz, die Machtwurz, nannten ihn deshalb die germanischen Stämme.

WESEN UND SIGNATUREN DER SINNE

Macht, Reinigung, Schutz, Neuland, Weiblichkeit

Beifuß gilt als mächtiges Schutz- und Reinigungskraut. Seine Reinigungskräfte kann er auch in Form einer Räucherung entfalten. Wenn ein Wendepunkt im Leben ansteht oder es um andere Übergänge geht, wie ein neuer Arbeitsplatz oder Wohnort, steht er den Menschen bei, das Alte loszulassen. In homöopathischen Dosen oder als Blütenessenz hilft er Menschen, sich auf unbekanntem Gebiet zu orientieren und Neuland auch auf geistiger und seelischer Ebene zu betreten. Als Pflanze der Übergänge und der Göttin Artemis wirkt er vor allem auf die weiblichen Kräfte.
Wegränder sind die wichtigsten Plätze für den Beifuß. Er drückt damit aus, dass er Bedeutung für Reisende, Pilger und den grenzüberschreitenden Wanderer hat, der sich auf unbekannte Wege begibt und Gefahren riskiert. Dieses Bild ist sowohl auf körperlicher als auch energetischer Ebene zu verstehen.

Bitte beachten

Beifuß ist ein Kraut der Erfahrungsheilkunde. In der Schwangerschaft, bei starker Regelblutung sowie bei Bluthochdruck sollten Sie Beifußzubereitungen nicht einnehmen. Vorsicht ist auch geboten, wenn Sie unter Gallensteinen leiden. Allergien lassen sich nicht ausschließen.

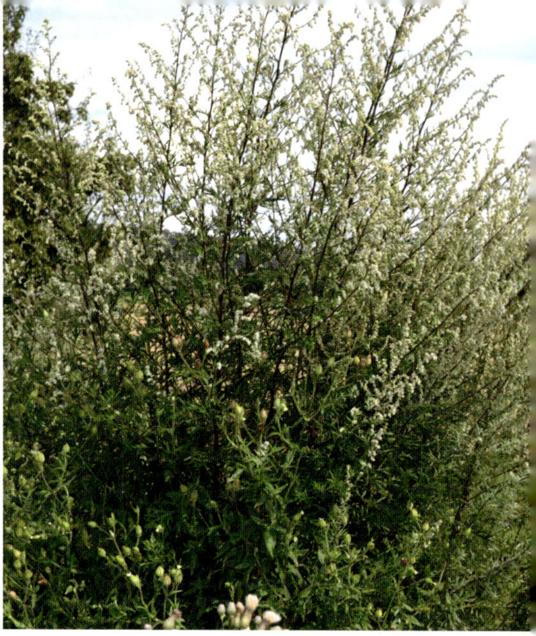

Die stattliche Größe weist auf seine mächtige Schutzfunktion hin.

Die Böden der Schutthalden, Bahndämme oder Wegränder sind in der Regel sehr karg. Trotz dieser widrigen Umstände hat der Beifuß die Stärke, sich zu einer stattlichen Pflanze zu entwickeln. Unsere Altvorderen sahen darin intuitiv die Kraft und Macht dieses Krauts. Auch der intensive Duft war für sie ein sicheres Zeichen für den Schutz vor allem Unheil, bösem Zauber und Krankheit. Heute können wir dieses intuitive Wissen durch die antimikrobiellen Eigenschaften des ätherischen Beifußöls belegen.
Der Göttin Artemis geweiht, steht Beifuß vor allem den Frauen zur Seite. Die gynäkologische Anwendung der „Mutter aller Kräuter“ ist universell. Er durchblutet das Becken, bringt Wärme in die Fortpflanzungsorgane, fördert so Empfängnisbereitschaft, Menstruation und Wehen. Sein Eisengehalt schützt zugleich vor Blutarmut. Der Bezug zum Blut zeigt sich durch die rostrote Farbe der Stängel. Sein Samenreichtum weist auf eine Verbindung zu den Fortpflanzungsorganen hin.

Seine gelbbraunen Blüten und der bittere Geschmack deuten aber auch auf eine Verbindung zu Leber und Galle hin. Beifuß gehört zu den *Amara aromatica*, die neben Bitterstoffen vor allem ätherische Öle enthalten. Diese fördern die Sekretion der Verdauungsdrüsen, erwärmen den Bauchraum, regen den Appetit an und helfen dabei, Fettes besser zu verdauen. Deshalb stopft man auch gerne die Weihnachtsgans mit dem bitteren Kraut.

WERTGEBENDE INHALTSSTOFFE

Bitterstoffe, ätherisches Öl mit Cineol, Campher und Thujon, Flavonoide, Cumarine, Eisen, Beta-Sitosterol, eine östrogenähnliche Substanz

WIRKSPEKTRUM AUF EINEN BLICK

- Seit dem Altertum wird Beifuß zur Förderung der Galle und zur besseren Verdauung fetter Speisen, bei chronischem Durchfall und bei Appetitmangel verwendet.
- Alle *Artemisia*-Arten helfen bei Frauenleiden. Beifuß regt die Menstrualblutung an und entkrampft, vor allem bei Schmerzen zu Beginn der Regel.
- Er heißt nicht umsonst „Bei-fuß", denn er hilft nicht nur nach langen Märschen, wenn der Fuß wund ist, sondern erwärmt auch kalte Füße.

SAMMELTIPP

Noch vor der Blütezeit die oberen Triebspitzen schneiden, bündeln und zum Trocknen an der Luft aufhängen.

Pflanzenzubereitungen

BEIFUSSTEE

Für die Verdauung sowie bei Frauenleiden

1 TL geschnittenes Beifußkraut mit ¼ l siedendem Wasser übergießen, etwa 10 Minuten ziehen lassen, danach abseihen. Den Tee zur Appetitanregung vor den Mahlzeiten, sonst nach den Mahlzeiten trinken.

BEIFUSS-ÖLAUSZUG

Für Wanderer mit erschöpften und wunden Füssen

Grob zerkleinerte Blätter und Blüten in ein Schraubglas geben. Mit neutralem Öl übergießen. Das Glas 3 Wochen an einem warmen Platz in die Sonne stellen, danach den Ansatz abgießen. Die strapazierten Beine am besten vor dem Schlafengehen einreiben, denn es sorgt für eine erholsame Nacht.

RÄUCHERUNG MIT BEIFUSSKRAUT

Um Altes loszulassen und zur Reinigung von Räumen

Füllen Sie in Ihr feuerfestes Rauchgefäß feinen Sand. Eine Kohletablette zum Glühen bringen, bis sie einen weiß-grauen Ascheüberzug hat. Anschließend getrocknetes und zerkleinertes Beifußkraut samt Blüten auf die Räucherkohle legen. Den entspannenden und reinigenden Duft im Raum verteilen lassen.

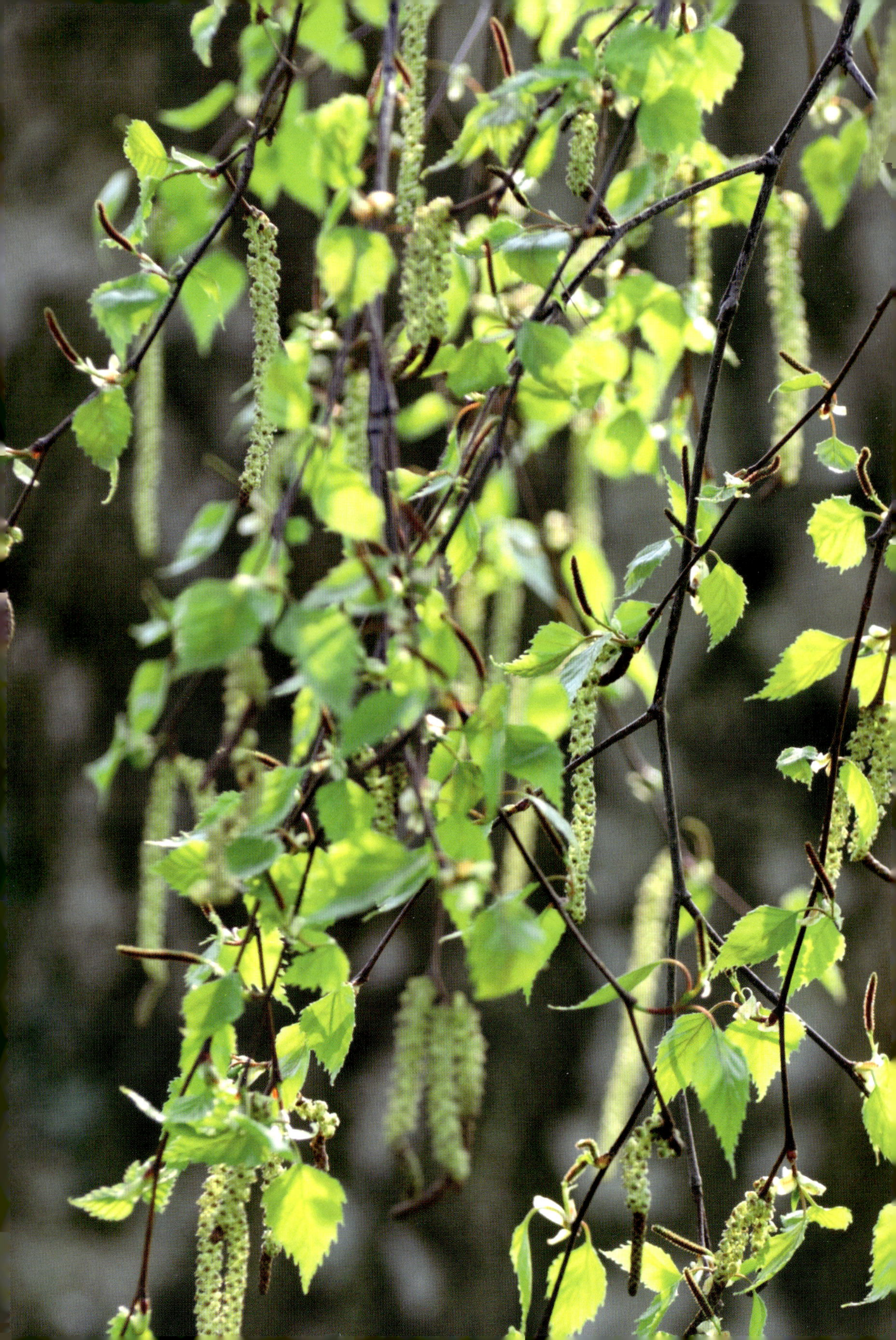

Symbol des Frühlings und weiblicher Anmut

Birke

Betula pendula

KLEINE PFLANZENKUNDE

Selbst weniger botanisch Versierte erkennen Birkenbäume schon von Weitem an ihrer schneeweißen und schwarzrissigen Rinde. Bei uns dominiert vor allem die Hängebirke. Der außerordentlich frostharte Pionierbaum wagte nach der letzten Eiszeit auf unbesiedeltem Land den Neubeginn. Er liebt die feuchten Böden, wird etwa 120 Jahre alt und erreicht Höhen von bis zu 25 m. Mit zunehmendem Alter lagert der sommergrüne Baum Betulin zum Schutz vor Schädlingen und Sonneneinstrahlung ein, die der papierähnlichen Rinde ihre leuchtend weiße Farbe verleiht.
Auffallend ist die schlanke Wuchsform der Birke mit den überhängenden filigranen Ästen. Erst mit etwa 15 Jahren blüht sie zum ersten Mal. Birken sind einhäusig, es bilden sich hängende männliche und aufrechte weibliche Kätzchen auf ein und demselben Baum. Die Bestäubung übernehmen nicht die Bienen, sondern der Wind. Während der frühe Birkenpollenflug ab März einigen Allergikern Schnupfen oder Atemnot beschert, können Nichtallergiker über das sichere Frühlingszeichen aufatmen. Seine spitz-ovalen bis rautenförmigen und gezähnten Blätter sind im Mai hellgrün, im Sommer sattgrün und im Herbst goldgelb.

Die jungen, hellgrünen Blätter sind ein sicheres Frühlingszeichen.

VOLKSNAMEN UND NAMENSDEUTUNG

Besenbirke, Frühlingsbaum, Hängebirke, Maibaum, Nierenbaum, Sandbirke, Weissbirke

Germanische Völker nannten den Frühlingsbaum *bircha*, was sinngemäß „heller Glanz“ bedeutet und sich auf die leuchtend weiße Rinde bezieht. Den heutigen Gattungsnamen *Betula* erhielt er von den Römern, die ihn wiederum dem keltischen *betu* entnommen haben. Möglicherweise verbirgt sich in *Betula* das lateinische Verb *batuare* (= schlagen), da die mit Birkenreisig geschlagenen Menschen ein langes, fruchtbares Leben erhofften. Und weil seine Triebe überhängen oder herabhängen, lautet das Artepithet des botanischen Namens *pendula*.

WESEN UND SIGNATUREN DER SINNE

Jugend, Neubeginn, Vitalität, Anmut, Beweglichkeit, Reinigung

Mit ihrer frischen, hellgrünen Erscheinung im Frühjahr vermittelt die Birke Lebensfreude und ist Sinnbild des wiedererwachenden Lebens. Sie regt den Stoffwechsel an, entgiftet und bringt im menschlichen Organismus Erstarrtes wieder zum Fließen, was sich auf körperlicher Ebene als schmerzhafte Ablagerung (Rheuma, Gicht) äußert. Birken sind die Bäume des Frühlings und einst waren sie der lichtvollen Frühlingsgöttin Brigid geweiht, die an den schlaftrunkenen Bäumen rüttelt, um sie aus dem Winterschlaf zu wecken. Tatsächlich bringen junge Birkenblätter wieder alles in Fluss, vertreiben die Frühjahrsmüdigkeit, regen die Nieren an, ohne sie zu reizen, und reinigen das Blut. Die harntreibende Wirkung der Blätter ist vor allem durch die reichlich vorhandenen Flavonoide und Elektrolyte begründet.

Während die meisten Bäume mit zunehmendem Alter starr und unbeweglich werden, bleiben Birken bis ins Alter flexibel und geschmeidig. Ihre Anmut verkörpern sie auch durch ihre schlanke Gestalt und ihr weißes Rindenkleid. Besonders in jungen Jahren sind sie schnellwüchsig. Elegant lassen sie ihre Zweige in sanften Bögen hängen und erschienen früher den Menschen wie der Geist einer Jungfrau, die sich sanft und lieblich im Wind wiegt. Die Birke steht gerne auf feuchten Böden und holt dort große Mengen Wasser aus dem Boden. Im Frühjahr ist der Baum vollgesogen mit Birkensaft, der als heilendes Mittel seit frühester Zeit gegen die Gicht und bei Wasserleiden genutzt wird. Rheumageplagte sollten ihre Heilpflanzen ohnehin an feuchten Standorten suchen.

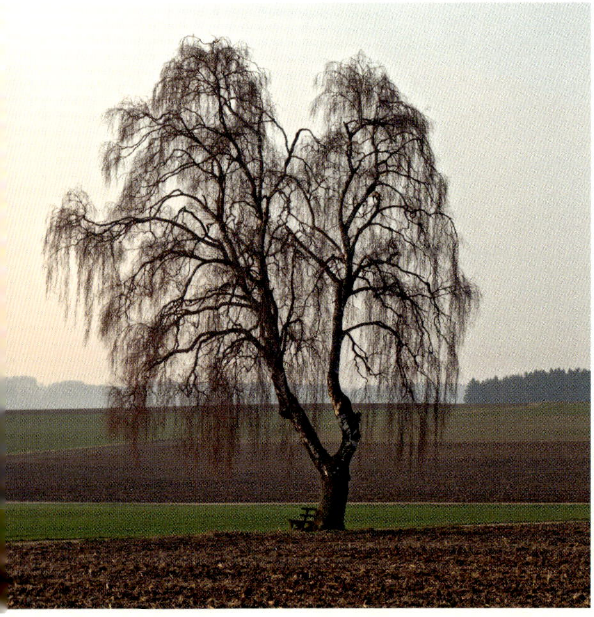

Der hochgewachsene Baum lässt seine filigranen Äste überhängen.

Bitte beachten

Als Gegenanzeigen gelten Wasseransammlungen im Gewebe, hervorgerufen durch eingeschränkte Herz- oder Nierentätigkeit.

WERTGEBENDE INHALTSSTOFFE

Flavonoide mit der Hauptkomponente Hyperosid, ätherisches Öl, Bitterstoffe, Gerbstoffe, Salizylate, Vitamin C, Mineralien

WIRKSPEKTRUM AUF EINEN BLICK

- Zur Durchspülungstherapie bei entzündlichen Erkrankungen der Harnwege, wie Harnleiter- und Blasenentzündungen, zur Vorbeugung von Harngrieß und Harnsteinen.
- Durch die Anregung der Nierenfunktion und des Stoffwechsels ein bedeutendes Blutreinigungsmittel bei Frühjahrskuren und zum Ausbalancieren des Wasserhaushalts.
- Rheumatische Beschwerden, Gicht und Hauterkrankungen bessern sich durch die Ausscheidung wasserlöslicher Toxine über die Nieren.

SAMMELTIPPS

Am besten im April die noch zartgrünen Birkenblätter ernten. Diese locker ausgestreut an einem warmen, luftigen Ort trocknen lassen.
Birkenwasser ist ein bewährtes Volksheilmittel. Wählen Sie dafür nur Birken aus dem eigenen Bestand mit mindestens 25 cm Durchmesser. Man erntet nach strengen Nachtfrösten. 1 m über dem Boden leicht schräg von unten nach oben mit einem Handbohrer anbohren. Den Birkensaft mit einem dicken Strohhalm in ein Gefäß leiten, nicht mehr als 2 l pro Tag. Die Öffnung mit einem Holzpfropfen verschließen und mit Schutzharz bestreichen. Sekundäre Pflanzenstoffe, Vitamine, ätherische Öle, Zucker und Gerbstoffe bringen neue Kraft und Schwung nach der dunklen Jahreszeit. Den mineralhaltigen Saft so schnell wie möglich aufbrauchen.

Pflanzenzubereitungen

BIRKENBLÄTTERTEE

Um die Harnwege zu spülen

2 EL der geschnittenen Blätter mit 0,5 l siedendem Wasser übergießen und nach 10 Minuten abseihen. Den Aufguss mit warmem Wasser auf 1,5 l auffüllen, in eine Thermoskanne abfüllen und über den Tag verteilt trinken.

BIRKENSAFT

Bei Gicht, Rheuma und zur reinigenden Frühjahrskur

Von dem gewonnenen Saft bis zu 4 EL pro Tag verdünnt mit Wasser trinken. Wer keine eigenen Baumbestände hat oder das aufwendige Anbohren nicht durchführen möchte, kann im Reformhaus oder in der Apotheke naturreinen Birkensaft kaufen.

DIE SPAGYRISCHE ESSENZ BETULA

Bringt Licht und Leichtigkeit in die Seele

Dreimal täglich 3–8 Tropfen mit sehr wenig Wasser verdünnt einnehmen und 1–2 Minuten im Mund behalten.

WILDKRÄUTERKÜCHE

Im April die jungen Blätter sammeln und frisch unter den Salat mischen, gehackt über Gemüsegerichte streuen oder auf dem Butterbrot genießen.

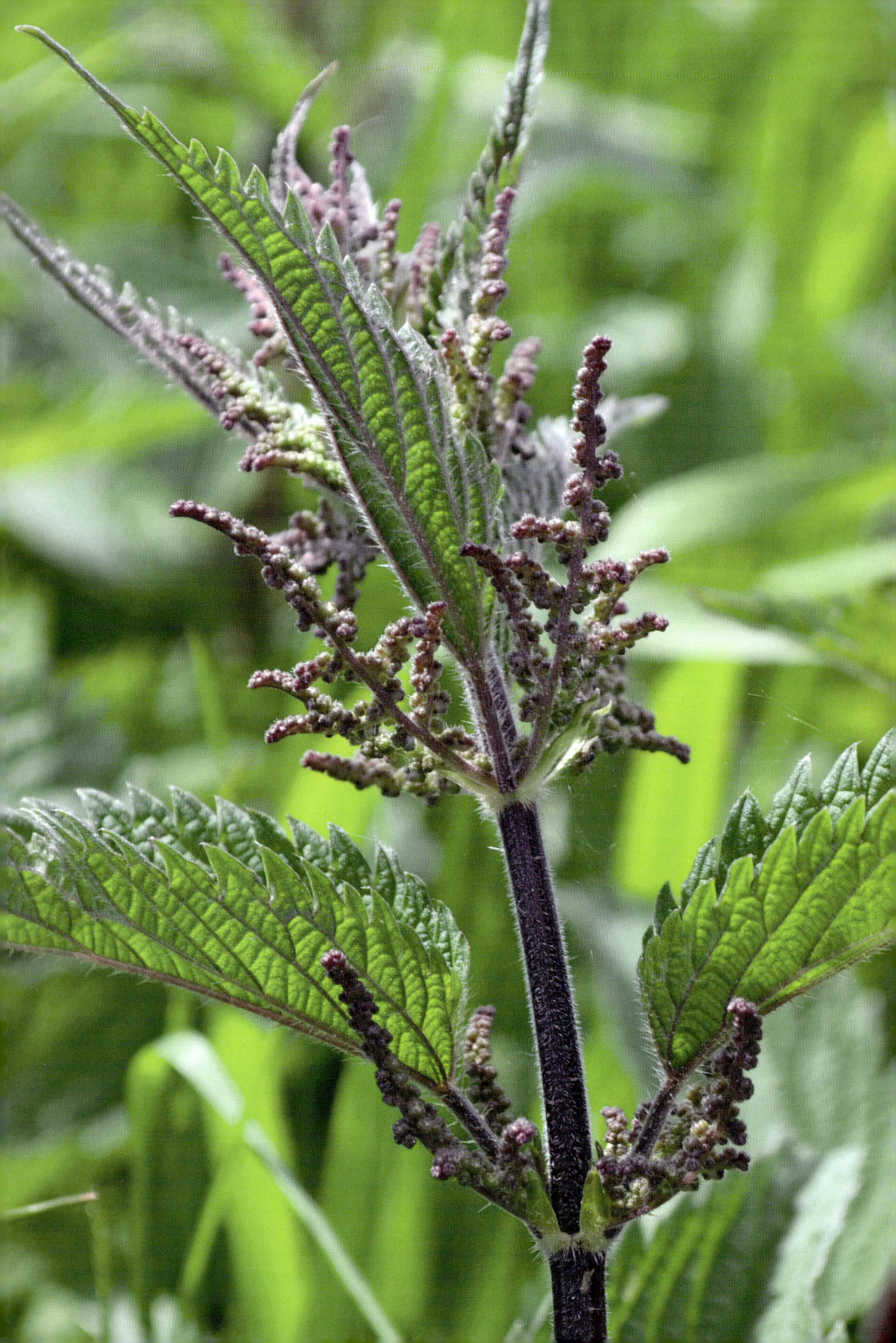

Entfacht das Feuer

Brennnessel

Urtica dioica und U. urens

KLEINE PFLANZENKUNDE

Treu folgen die Brennnesseln den Menschen und ihren Bauwerken, überwuchern eiserne Geräte und Ruinen, schließen offene Stellen am Bachufer und wachsen auf stickstoffhaltigen Böden in der Nähe von Misthaufen. Während die Große Brennnessel (*Urtica dioica*) zu einer stattlichen Staude von bis zu 1,50 m heranwächst, wird die einjährige, zunehmend seltenere Kleine Brennnessel (*Urtica urens*) nur etwa 30 cm hoch. Aber sie ist keineswegs weniger wehrhaft – auch sie bildet die unverwechselbaren Brennhaare, die jedes Kind kennt, nachdem es zum ersten Mal mit der Pflanze in Kontakt kam.

Konzentrieren wir uns auf die häufiger vorkommende Große Brennnessel: Sie ist mehrjährig und hat einen stark verästelten Wurzelstock. Der aufrechte, kantige Stängel ist rostrot und trägt gegenständig angeordnete Blätter, die am Rand scharf gesägt sind. Sowohl Stängel als auch Blätter sind mit Brennhaaren besetzt. Die Blüten sind klein und unscheinbar, als Frucht wird ein einsamiges, kleines Nüsschen gebildet. Die Große Brennnessel ist zweihäusig, es gibt also weibliche und männliche Pflanzen.

Rostrote Stängel lassen blutbildende Eigenschaften vermuten.

VOLKSNAMEN UND NAMENSDEUTUNG

DONNERNESSEL, FEUERKRAUT, HAARNESSEL, HAARWURZ, HANFNESSEL, SENGNESSEL

Das Wort Nessel hat den griechischen Wortstamm *nysso* (= stechen) und ist auch mit dem Begriff Netz verwandt. Aus der alten Gespinstpflanze wurde einst Nesselgarn hergestellt, um daraus Tücher zu weben. *Urtica* und auch *urens* leiten sich vom lateinischen Wort *uro* (= ich brenne) ab. Das Artepithet *dioica* bedeutet zweihäusig, d.h. es gibt männliche und weibliche Pflanzen. Der Volksname Haarwurz zeigt die vitalisierende Wirkung der Nessel auf Kopfhaut und Haarwuchs.

WESEN UND SIGNATUREN DER SINNE

GLÜHENDES LEBENSFEUER, FRUCHTBARKEIT, SELBSTBEHAUPTUNG, INNERE REINHEIT, EISEN

Die relativ unscheinbare Pflanze wird oft übersehen. Sie verteidigt aber ihren Platz,

sobald wir mit ihr in Berührung kommen. Das geschieht nicht mit blinder Aggression, sondern mit Selbstbehauptung. „Pass auf und schau, wo du hintrittst, sonst verletze ich dich“. Ihr hervorstechendes Merkmal sind die Brennhaare. Sie ähneln Injektionsnadeln, die schnell brechen. Sobald man sie berührt, bohren sie sich in die Haut und stoßen ein brennendes Sekret mit Ameisensäure und Histamin aus, das Schmerz, Quaddelbildung und Juckreiz zur Folge hat. Das erhöht die Durchblutung in der betroffenen Region, wodurch Altes und Ablagerungen aus dem Weg geräumt werden. In homöopathischen Dosen (D2 bis D6) ist *Urtica* ein hervorragendes Mittel, wenn Juckreiz der Haut und Nesselsucht (Urticaria) vorherrschen und man das Gefühl hat, Haut und Schleimhäute würden brennen.
Die Brennnessel liebt Böden, wo Mensch und Tier Urin gelassen haben. Dort wuchert sie und räumt auf mit allem Abgestorbenen. Die Nierenpflanze ist ideal für den müden, verschlackten und übersäuerten Patienten, der den Körper entgiften und Harnsäure ausleiten möchte. Darauf deutet auch ihr milder Uringeruch hin.

Bitte beachten

Junge Blätter können Sie auch als Salat oder Gemüse zubereiten. Um die Brennwirkung der Blätter außer Kraft zu setzen, breitet man sie lagenweise auf Küchenpapier aus und rollt mit dem Nudelholz darüber.

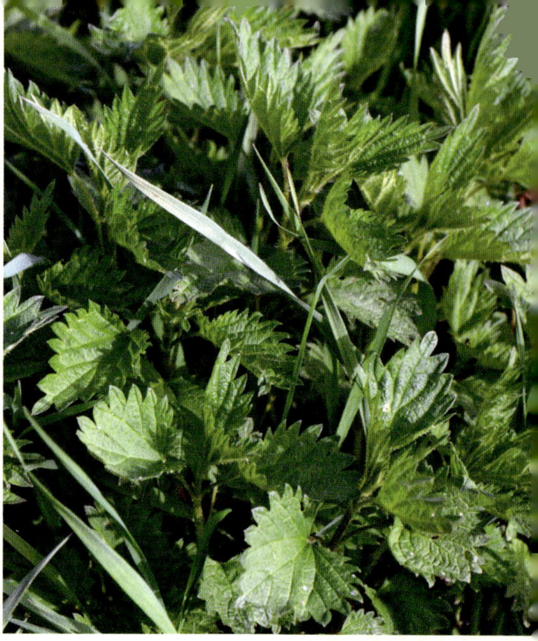

Unscheinbar versteckt sich die Brennnessel im Gras.

Ihr Samenreichtum verrät eine fruchtbarkeitsspendende Kraft. Mit den eiweißreichen und fetten Samen wurde schon manch alte Mähre vor dem Rossmarkt aufgepäppelt. Beim Mann regen sie die Spermienbildung und Keimdrüsentätigkeit an. Einen Teelöffel Brennnesselsamen täglich unter den Kräuterquark gemischt gibt einen hervorragenden Brotaufstrich und Lebensenergie. Für die Frau während der Schwangerschaft und Stillzeit sind eher die Blätter geeignet, die durch die harntreibende Wirkung zum einen Wassereinlagerungen verhindern, andererseits auch die Milchbildung anregen. Bemerkenswert sind auch die blutbildenden Eigenschaften. Junge Blätter gelten als gute Eisenlieferanten, ohne jedoch – wie die Medikamente aus der Apotheke – zu stopfen. Der Presssaft verhindert Müdigkeit, Leistungsabfall und Konzentrationsschwäche. Signaturkundige erkannten in den rostroten Frühjahrstrieben und der Vorliebe auf Schuttplätzen zu wachsen schon immer einen Bezug zum Eisen. Auch sahen sie in den Brennhaaren ein pflanzliches Ebenbild zur Kopfbehaarung. So verwundert es nicht, dass die „Haarwurz" ein traditionelles Therapeutikum bei Haarausfall ist.

WERTGEBENDE INHALTSSTOFFE

Blätter: Eiweiß, Mineralstoffe wie Kalium, Eisen, Kieselsäure, Chlorophyll, Vitamin C und A, Flavonoide
Brennhaare: kleine Mengen an Aminen, Ameisensäure

WIRKSPEKTRUM AUF EINEN BLICK

- Zur Durchspülung von Nieren und Blase, zum Ausschwemmen von Giftstoffen.
- Kraut, Saft und Gemüse bei Ermüdungs- und Erschöpfungszuständen aufgrund von Blutarmut.
- Entzündungshemmend und schmerzlindernd, weshalb Arthritispatienten von den Zubereitungen profitieren.
- Milchbildend und daher für die Stilltee-Mischung geeignet.
- Äußerlich zur Haarwäsche bei Haarausfall.

SAMMELTIPPS

Die jungen, frischen Blätter im Frühjahr sammeln und möglichst rasch im Schatten trocknen. Ganz junge, frische Blätter brennen weniger, doch auch hier sollte man sich mit einem Handschuh schützen.

Pflanzenzubereitungen

BRENNNESSELTEE

Um die Harnmenge zu erhöhen, Entzündungen zu hemmen und den Milchfluss zu steigern

3 EL der fein geschnittenen Blätter mit 0,5 l heißem Wasser übergießen, 5–10 Minuten ziehen lassen, anschließend abseihen und schluckweise über den Tag verteilt trinken.

NESSELSAFT

Bei Eisenmangel

Die im Mai geernteten Blätter haben den höchsten Eisengehalt. Pflücken Sie sie nur auf schadstofffreien Plätzen. 1 Handvoll der frischen Ernte im Mixer zerkleinern und den grünen Brei durch ein Leintuch ausdrücken. 2–3 EL täglich, mit etwas Zitronensaft, füllen zuverlässig die Eisenspeicher auf.

ZUR HAARWÄSCHE

Bei Haarausfall

100 g fein zerschnittene Blätter mit 0,5 l Wasser und 0,5 l Essig kurz aufkochen und nach dem Haarewaschen einmassieren, dann ausspülen. Oder aus den Wurzeln eine Tinktur herstellen: Wurzeln säubern, klein schneiden, in ein Schraubglas füllen, mit der fünffachen Menge Kornbrand auffüllen und 14 Tage stehen lassen. Einige Tropfen täglich in die Kopfhaut einmassieren.

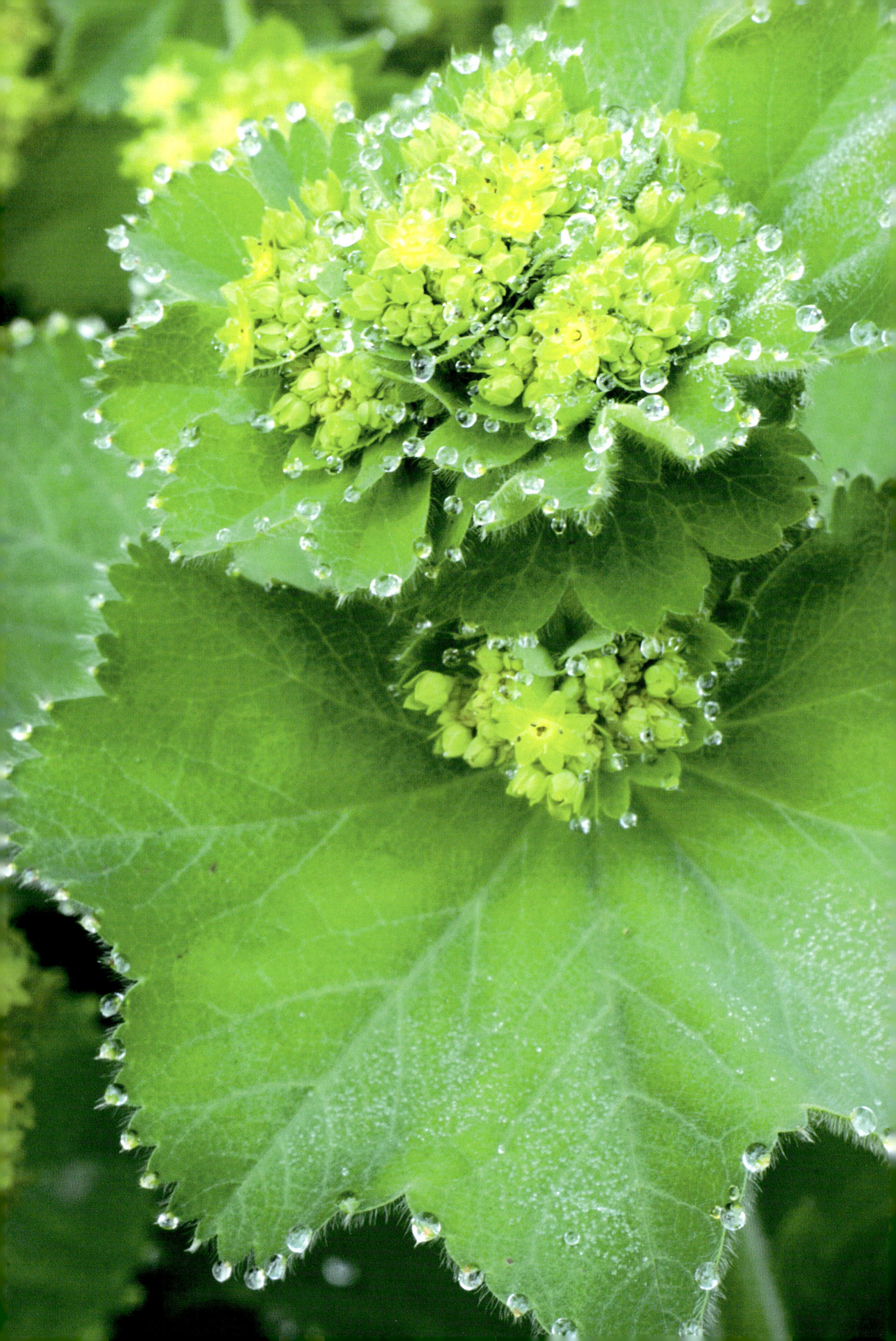

Kraut der Alchemisten und der Frauen

Frauenmantel

Alchemilla vulgaris

KLEINE PFLANZENKUNDE

Aus der Gattung der Alchemillen ist vor allem der Gewöhnliche Frauenmantel von Bedeutung. Das mehrjährige, bis zu 50 cm hohe Rosengewächs wächst vor allem an Wald- und Wegrändern, feuchten Wiesen und Bachufern bis in die Alpenregion hinauf. Die winterharte Pflanze ist in ganz Europa, Nordamerika und Asien verbreitet. Aus einer grundständigen Rosette wachsen an festen Stängeln die charakteristischen sieben- bis neunlappigen, hübsch gezähnten und weich behaarten Blätter. Typisches Kennzeichen ist die mehr oder weniger gefaltete Spreite. Die jungen Blätter sind gefaltet und weißsilbrig behaart. Ältere Blätter sind nur schwach behaart und zeigen auf der Unterseite eine feinmaschige Nervatur. Die winzigen gelbgrünen Blüten stehen von Mai bis in den August hinein in doldigen Rispen an verzweigten Blütenständen. Frauenmantel gehört zu den seltenen Pflanzen, deren Fortpflanzung ohne Bestäubung geschieht. Die Samen reifen in den weichen, glatten Kelchbechern der Mutterpflanze heran.

Morgendliche Guttationstropfen werden aktiv von der Pflanze ausgeschieden.

VOLKSNAMEN UND NAMENSDEUTUNG

ALLFRAUENHEIL, FRAUENHILF, MARIENMANTEL, MILCHKRAUT, MUTTERKRAUT, SINTAU, SONNENTAU, TRÄNENSCHÖN, UNSER LIEB FRAWEN MANTEL, WEIBERKITTEL

Alchemilla (= kleine Alchemistin) bekam ihren Namen aufgrund der großen Bewunderung durch die mittelalterlichen Alchemisten. Diese verwendeten die Guttationstropfen aus dem Blattgrund als Ausgangssubstanz für die Herstellung von Elixieren und versuchten zudem, den Stein der Weisen daraus herzustellen. Als häufiges Kraut wurde es von Botanikern mit dem Epithet *vulgaris* (= verbreitet) versehen.

WESEN UND SIGNATUREN DER SINNE

WEIBLICHE URKRAFT, SCHÖPFUNG, UMHÜLLUNG

Das bescheidene Wiesenkräutlein gilt in der Volksmedizin und Hebammenkunst als „das Frauenkraut schlechthin“. Das Wesen der Pflanze ist es, in allen Lebensphasen der Fruchtbarkeit die Weiblichkeit zu unterstützen und sanft zu regulieren. Keine andere Pflanze verkörpert die

Gebärmutter besser als die samtweichen Blätter, die an einen Umhang oder Mantel erinnern und damit Umhüllung und Behütung symbolisieren. Eine Besonderheit der Pflanze ist es, dass die Frucht von einem weichen, glatten Kelchbecher umschlossen ist und dort geschützt heranwächst.
Für die Kräuterweiber, Hebammen und Heilkundigen waren die morgendlichen Guttationstropfen, die die Pflanze aktiv über Wasserspalten am Blattrand ausscheidet, in ihrer Signatur immer eindeutig: Die Pflanze menstruiert oder gebiert. Die samtweichen, harmonisch geformten und ebenmäßig gezähnten Blätter sind

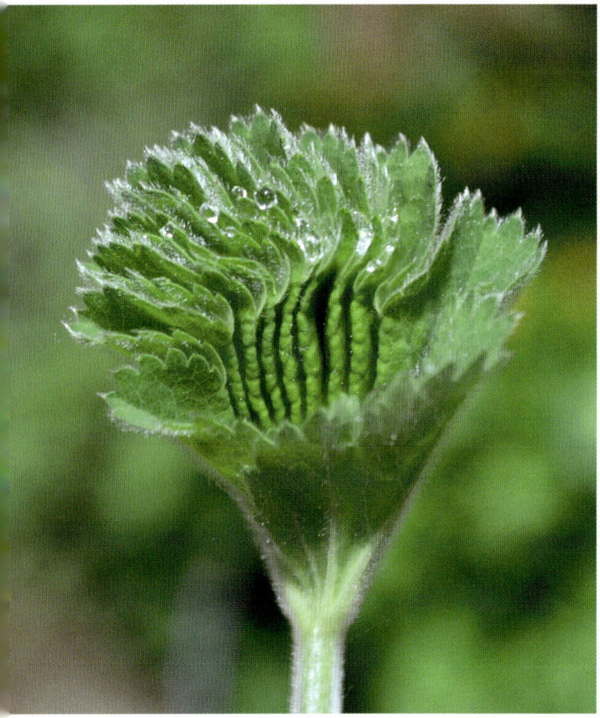

Die jungen, samtweichen Blätter symbolisieren Umhüllung.

Bitte beachten

Wirkliche Gegenanzeigen und Wechselwirkungen mit anderen Mitteln sind nicht bekannt. Jedoch lösen sich seine Gerbstoffe vor allem bei lang ausgezogenen Teezubereitungen, was bei einigen Menschen zu Verstopfung führen kann. Dann sollten Sie ihn dünner zubereiten oder kürzer ziehen lassen.

Kennzeichen der Sinnlichkeit und Gelassenheit. Sie wirken krampflösend auf Körper und Seele. Wenngleich die Schulmedizin ihm nur die Behandlung leichter Durchfälle zutraut, weiß die Volksheilkunde um die Verwendung bei frauenspezifischen Beschwerden, was durch hormonähnliche Inhaltsstoffe auch plausibel ist. Der Tee ist geeignet zur Zyklusregulierung bei Unregelmäßigkeiten, bei zu schwacher oder starker Monatsblutung und einer Neigung zu Regelkrämpfen. Dann ist es sinnvoll, schon 1 Woche vor dem erwarteten Blutungseintritt das hormonell regulierende Gewächs in Form eines Tees zu trinken. Bei unerfülltem Kinderwunsch, einer Neigung zu Fehlgeburten und prämenstruellem Syndrom eignet sich auch die Einnahme der Tinktur vorzugsweise in der zweiten Zyklushälfte.
Die zähen und faserigen Blätter deuten auf eine kräftigende Eigenschaft hin, die von der eingelagerten Kieselsäure herrühren. Daher ist das Rosengewächs auch bei Erschlaffung und Senkung der Beckenorgane, zur Förderung der Rückbildung nach der Geburt wie auch zur Vorbeugung von Schwangerschaftsstrei-

fen geeignet. Sein Gerbstoffgehalt und die damit verbundene zusammenziehende Wirkung unterstützt bei zu starker Geburtsnachblutung, allen chirurgischen Eingriffen in die Gebärmutter, Weißfluss und im Wochenbett vor dem Kindbettfieber, da der Tee zu einem besseren Wundschluss beiträgt. Zur Milchbildung (daher auch der Volksname Milchkraut) kann er auch den anderen Milchbildungspflanzen, wie Dillsamen und Brennnessel, beigemischt werden.

WERTGEBENDE INHALTSSTOFFE

Gerbstoffe mit Ellagitanninen, Flavonoide, Bitterstoffe, Phytosterine, Chlorophyll, Salicylsäure, Mineralien (Eisen, Kalium, Kalzium, Kieselsäure, Magnesium)

WIRKSPEKTRUM AUF EINEN BLICK

- Frauenspezifische Beschwerden wie Zyklusunregelmäßigkeit, unerfüllter Kinderwunsch, Menstruationsbeschwerden, heller Ausfluss, Schwangerschaftsstreifen, Milchbildung, Vor- und Nachbereitung von Geburten.
- Wegen des Gerbstoffgehalts auch bei leichten Durchfallerkrankungen.

SAMMELTIPPS

Die gesamte Pflanze, also Blätter, Blüten und Wurzeln, auf ungedüngten Wiesen von Mai bis Juni sammeln. Das Trocknen sollte schnell an einem geschützten Ort (Dachboden) erfolgen.

Pflanzenzubereitungen

FRAUENMANTELTEE

Als Universal-Frauenheilmittel

1 TL zerkleinerte Blüten und Blätter mit heißem Wasser übergießen, 5–10 Minuten stehen lassen, danach abseihen. 2–3 Tassen zwischen den Mahlzeiten trinken. In der ersten Zyklushälfte regt er den Eisprung an, in der zweiten beugt er Regelbeschwerden vor.

FRAUENMANTELTINKTUR

Für die zweite Zyklushälfte

1 Teil gewaschene und geschabte Wurzeln und 1 Teil zerkleinerte Blüten und Blätter mit 5 Teilen hochprozentigem Alkohol 14 Tage ausziehen lassen. Danach durch einen Kaffeefilter filtern und in Braunglasflaschen abfüllen. Davon dreimal täglich 4–12 Tropfen einnehmen. Die Tinktur wirkt durch die Zugabe von Wurzeln mit einem hohen Progesterongehalt deutlich stärker als die Teezubereitung.

SITZBAD

Bei Weissfluss

100 g getrocknete Kräuter über Nacht in einer Schüssel mit Wasser ansetzen und am nächsten Tag die abgeseihte Flüssigkeit ins Sitzbad geben. 15 Minuten darin baden.

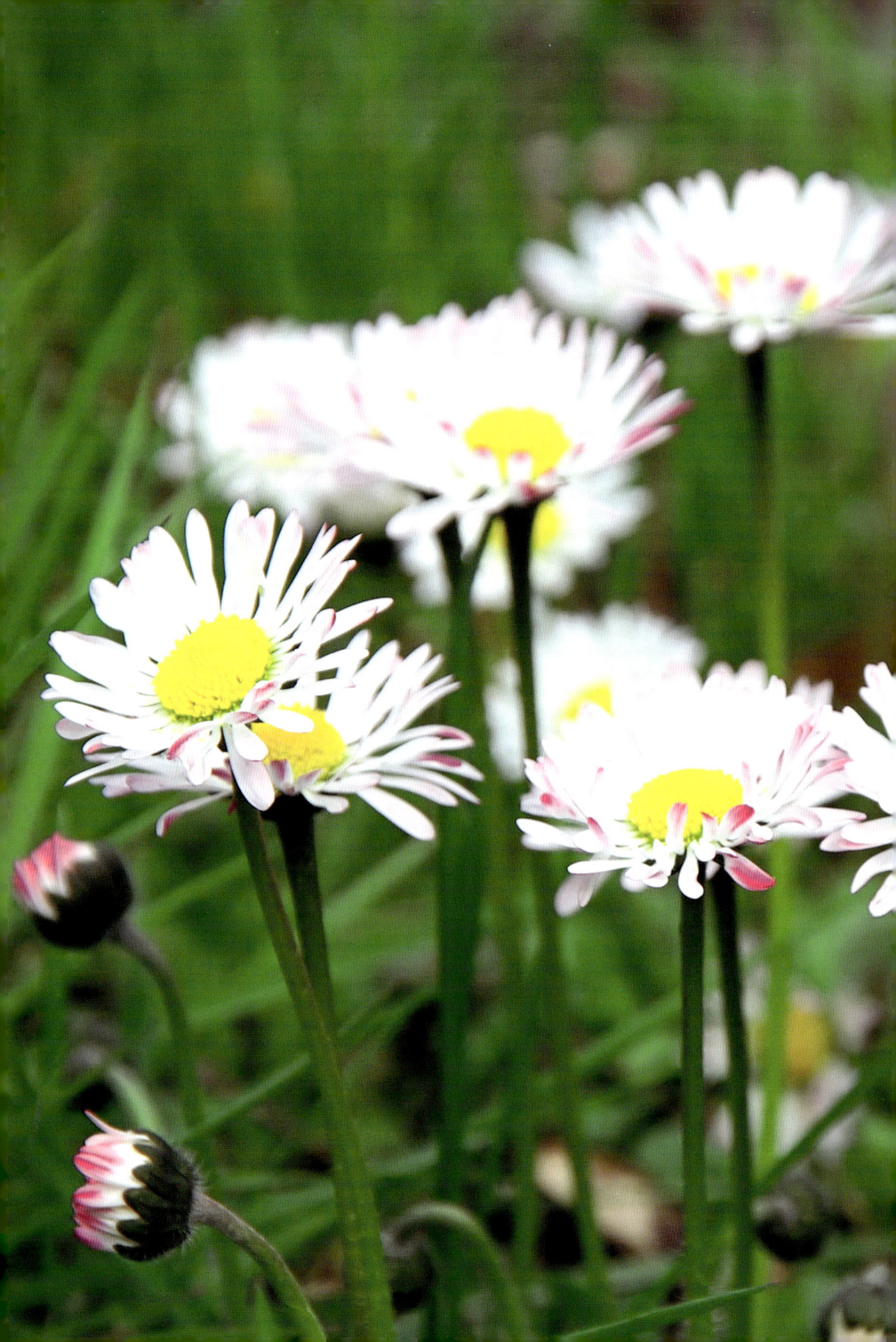

Heilkräftige Kinderfreude im Vorgarten

Gänseblümchen

Bellis perennis

KLEINE PFLANZENKUNDE

Ab dem zeitigen Frühjahr bis in den späten Herbst hinein erfreuen uns auf Wiesen, Feldrainen, Wegrändern und selbst in gut getrimmten Rasen der Hausgärten die kleinen Gänseblümchen. Ihre Verbreitung erstreckt sich auf alle Kontinente der gemäßigten Klimazonen bis in Höhen um 2000 m. Das ausdauernde Korbblütengewächs wird an sonnigen Standorten bis 12 cm hoch. Dort wo regelmäßig der Rasen gemäht wird, passt es sich der Schnitthöhe an.

Gänseblümchen treiben eine kräftige und widerstandsfähige Blattrosette mit spatelförmigen, fleischigen Blättern. Am blattlosen Blütenstängel steht ein einzelnes Blütenkörbchen, das durch seine schlichte Schönheit besticht. Die oft zweireihigen Zungenblüten sind weiß und anfangs an den Spitzen rosa überlaufen. Die Mitte des Blütenkörbchens stellt einen gelben Kreis dar und besteht aus gelben Röhrenblüten. Bei Sonnenschein sind die Blüten weit geöffnet, nachts sowie bei feuchter Witterung schließen sie sich und senken dann leicht den Kopf.

Eine Wiese mit den kleinen Blümchen vermittelt Freude.

VOLKSNAMEN UND NAMENSDEUTUNG

GÄNSELIESL, MARIENBLÜMCHEN, MASSLIEBCHEN, MÜTTERBLÜMCHEN, REGENBLUME, SONNENTÜRCHEN, TAUSENDSCHÖN, WIESELI

Der wissenschaftliche Name leitet sich von den lateinischen Begriffen *bellus* (= schön) und *perennis* (= ewig, ausdauernd) ab, da das Gänseblümchen eine unermüdliche und gleichzeitig hübsche Blühpflanze ist. Der deutsche Name bezieht sich auf den früheren häufigsten Standort der Pflanze – die Gänsewiese. Nach einer Legende soll das Marienblümchen aus den Tränen der Jungfrau Maria entsprossen sein. Die ursprünglich weißen Strahlenblüten färbten sich rot, als sich Maria durch einen Stich in den Finger verletzte.

WESEN UND SIGNATUREN DER SINNE

KINDLICHE UNSCHULD, HEILSEIN, VITALITÄT TROTZ KLEINWÜCHSIGKEIT

Auf jeder grünen Wiese finden wir das kleine, niedliche Gewächs mit den geröteten Blütenwangen, das Kindlichkeit und

Heilsein ausstrahlt. Da es am Abend oder bei Regen den Blätterkranz schützend über den Blütenkorb schließt, gilt es als Symbol der Mutterliebe. Die unkomplizierte Pflanze hat eine große Anziehungskraft auf Kinder und kindlich gebliebene Leute, die sie oft benötigen.
Gleich durch mehrere Verhaltensweisen oder Signaturen zeigt sie uns ihre Vitalität und Robustheit. Die kleine Pionierpflanze ist bescheiden, was die Bodenqualität betrifft. Sie überzieht üppig die Wiesen und sucht die Menschennähe, indem sie sich häufig im heimischen Rasen ansiedelt. Mit ihren fortwährenden Blüten von Beginn der Schneeschmelze bis zu den ersten Nachtfrösten symbolisiert sie Beständigkeit. Auch ihre fleischig verdickten Blätter sind Ausdruck von Energie. Zudem richtet es sich nach Tritten schnell auf und das willensstarke Kraut lässt sich auch nicht durch regelmäßiges Abmähen beeindrucken. Es treibt erneut und passt sich der Schnitthöhe des Rasenmähers an. Übertragen auf den Menschen ergeben sich damit Heilanzeigen bei Stürzen, Verletzungen, Blutergüssen oder Schlägen und Tritten, sowohl auf körperlicher als auch emotionaler Ebene. Das Gänseblümchen ist ein Heilmittel für jene Menschen, die sich

Bitte beachten

Nebenwirkungen und eigentliche Gegenanzeigen sind nicht bekannt. Bei bekannter Allergie gegen Korbblütler sollte das Gänseblümchen nicht zur Anwendung kommen.

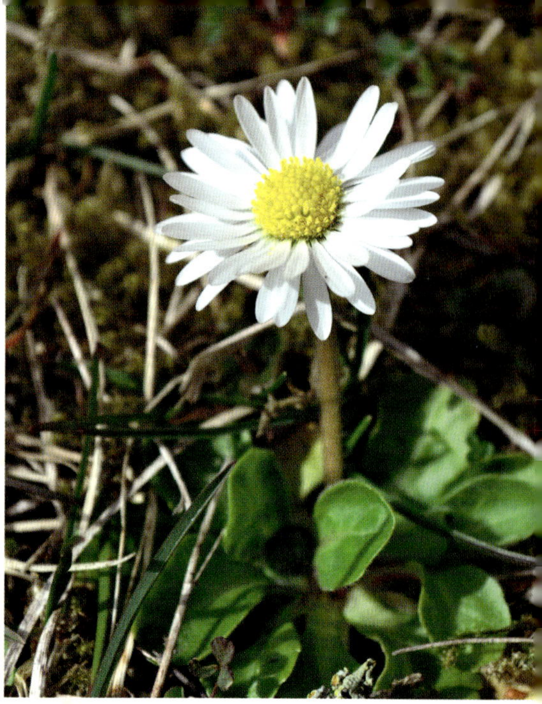

Durch schlichte Schönheit und ein sonniges Gesicht bezaubert uns die niedliche Pflanze.

körperlich als auch seelisch zerschlagen fühlen und wo sich Gewebe erneuern muss.
Junge frische Blätter schmecken angenehm herb aromatisch bis leicht bitter. Sie enthalten Gerb- und Bitterstoffe, die den Stoffwechsel anregen, weshalb sich einige Blätter gut im Wildkräutersalat für entschlackende Frühjahrskuren eignen.
Wegen seiner zusammenziehenden Wirkung und den heilenden Schleimstoffen wirkt das Gänseblümchen auch auf unser größtes Organ, die Haut. Sie gilt als Spiegelbild der Seele und ist das Verbindungsorgan zwischen „Innen und Außen“. Ein ebenmäßiges Hautbild gilt als Ausdruck von Gesundheit, Schönheit und Vitalität. Der Volksmund nennt es deshalb auch „Tausendschön“. Bei unreiner Haut, Akne, Altersflecken, Abszessen und Furunkeln haben sich die Wundauflagen und Kompressen bewährt.

WERTGEBENDE INHALTSSTOFFE

Saponine, geringe Mengen ätherischer Öle, fette Öle, Bitterstoffe, Gerbstoffe, gelbe Blütenfarbstoffe, Schleimstoffe, Vitamin C, Mineralstoffe, organische Säuren

WIRKSPEKTRUM AUF EINEN BLICK

- Äußerlich als kühlender und reizlindernder Wundumschlag zur Schmerzlinderung und Beschleunigung der Heilung bei Prellungen, Quetschungen, Verletzungen, Rheuma, bei unreiner und entzündeter Haut.
- Die Tinktur innerlich wie äußerlich zur Wundbehandlung und zur Verbesserung des Hautbilds.
- Potenziert bei stumpfen Traumen, Blutergüssen, Muskelschmerzen, psychischen Traumen wie Überforderung und nach Gewaltanwendung.

SAMMELTIPPS

Nur saubere und gesunde Blütenköpfchen und Blätter zu Beginn der Blüte von April bis August bei trockenem Wetter sammeln und entweder frisch verwenden oder zügig im Schatten auf einem Rost trocknen. Im Frühjahr einige Blätter mit unter den Wildsalat oder in den Kräuterquark mischen. Der Geschmack ist nussig und erinnert etwas an Feldsalat.

Pflanzenzubereitungen

GÄNSEBLÜMCHENTINKTUR

Bei inneren und äusseren Verletzungen sowie bei Hautleiden

1 Handvoll zerkleinerte Blüten und Kraut in ein verschließbares Glas geben. Mit 40%igem Alkohol übergießen, bis alle Pflanzenteile bedeckt sind. Die Mischung verschlossen mindestens 14 Tage ziehen lassen und gelegentlich schütteln. Abseihen und in Braunglasflaschen füllen. Dreimal täglich 5 Tropfen einnehmen oder für die äußere Anwendung 10–20 Tropfen in Wasser lösen.

ÖLAUSZUG

Als Wundauflage und Kompresse bei Hauterkrankungen und Verletzungen

1 Handvoll trockene Blütenköpfchen in ein sauberes Schraubglas geben. Mit neutralem Basisöl wie Mandelöl bedecken und 14 Tage ausziehen lassen. Gelegentlich umschütteln. Danach den Ansatz durch ein Leinentuch filtern und in Braunglasflaschen abfüllen. Eine Kompresse damit tränken und auflegen.

BELLIS PERENNIS IN DER HOMÖOPATHIE

Bei körperlichen und seelischen Traumen

Von der Urtinktur dreimal täglich bis 5 Tropfen, von den niedrigen Potenzen bis D6 1 Tablette oder 5 Globuli täglich.

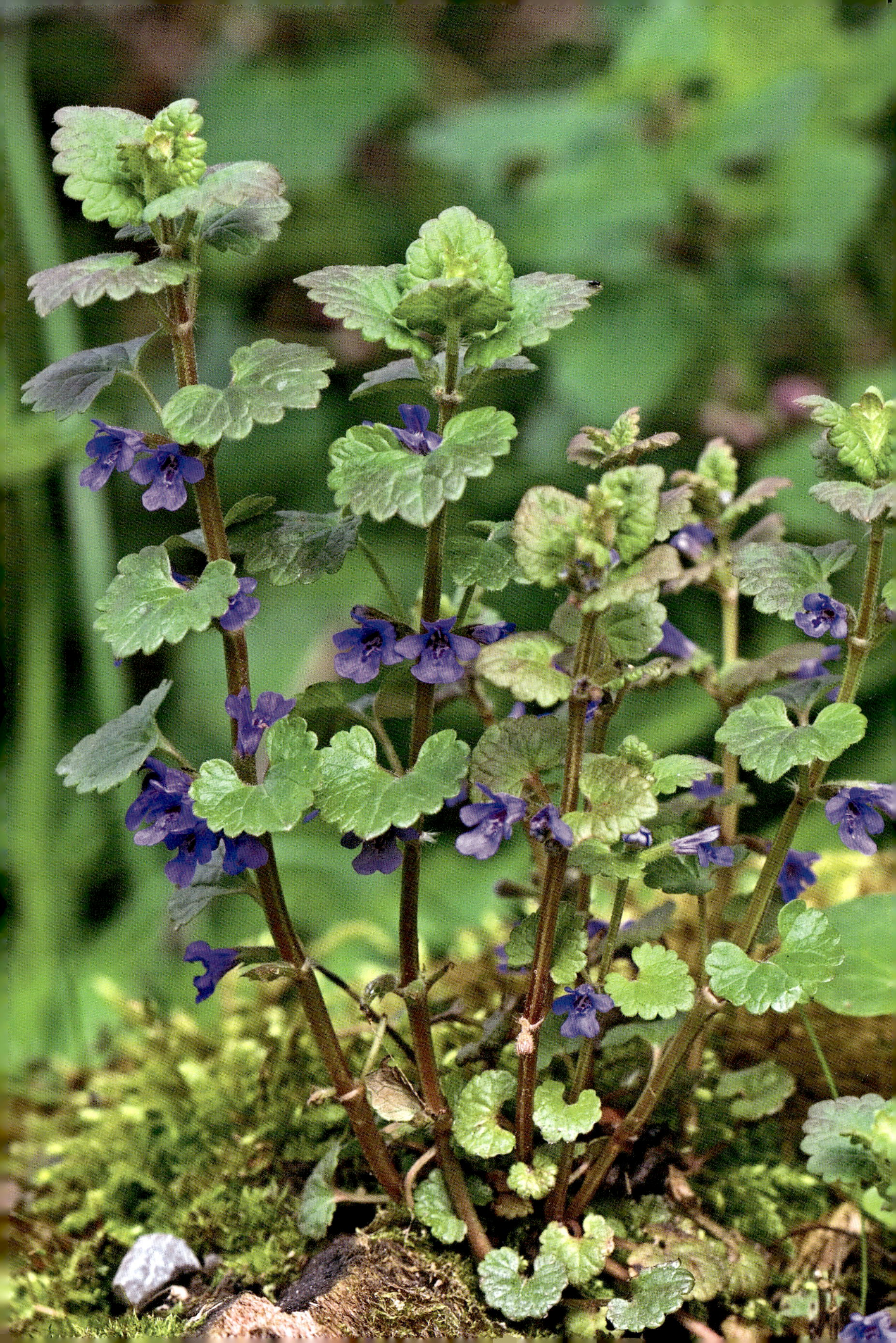

Der „Herr des Eiters"

Gundelrebe

Glechoma hederacea

KLEINE PFLANZENKUNDE

Vor allem auf feuchtem Grund richtet sich schon im April bis in den Juni hinein eine kleine ausdauernde Pflanze auf und zeigt uns ihre schönen hellvioletten, selten rotvioletten oder weißen, in Scheinquirlen angeordneten Blüten. Diese tragen einen ausgeprägten Lippenblütencharakter, wobei die Unterlippe dreilappig ist und einem dunkleren Fleck aufweist. Die Gundelrebe ist in Europa und Asien heimisch. Sie wächst gerne in den Gärten an den Zäunen entlang, auf Fettwiesen und in Auwäldern. Wo sie vermehrt vorkommt, darf auf nährstoffreiche Böden geschlossen werden. Die im Querschnitt viereckigen und blauviolett überlaufenen Stängel können es auf eine Länge von über 1 m bringen. Sie liegen während des Jahres am Boden und wurzeln oft an den Knoten wieder ein. Am Stängel entspringen kreuzgegenständig angeordnete, halbrund geformte Blätter mit eingekerbtem Blattrand. Während die unteren Blätter in ihrer Form nierenförmig und langstielig sind, wachsen die oberen herzförmig und kurzstielig. Sowohl Blattoberseite als auch Blattunterseite sind dunkelgrün bis rötlich gefärbt.

VOLKSNAMEN UND NAMENSDEUTUNG

BLAUHUDER, DONNERREBE, ERDEFEU, GRUNDREBLI, GUCK DURCH DEN ZAUN, GUNDELRIEME, GUNDELREIF, GUNDERMANN, HERR DES EITERS

Das alte Heilkraut kuriert eitrige Entzündungsprozesse, weshalb es mancherorts als „Herr des Eiters" bezeichnet wird. Und so verwundert es auch nicht, dass in der deutschen Bezeichnung Gundelrebe oder Gundermann das althochdeutsche Wort *gund* für Eiter und Beule steckt. Der wissenschaftliche Gattungsname *Glechoma* ist eine Entlehnung des griechischen *glechon* für „Poleiminze", wegen ähnlicher Duftstoffe in beiden Pflanzen. Und weil sich ihre Ausläufer am Boden festkrallen, bekam die Gundelrebe das Epithet *hederacea* (= efeuartig).

Der „Herr des Eiters" richtet sich zur Blüte auf.

WESEN UND SIGNATUREN DER SINNE

Entgiftung, Reinigung, Erneuerung, Lebendigkeit und Wärme

Die uralte germanische Heilpflanze wächst gerne um Haus und Hof, schlüpft unter Hecken und Sträucher und scheut nicht die Nähe des Menschen. Sie wächst auf nährstoffreichen Böden und ihre Ausläufer am Boden sind an vielen Knoten bewurzelt. Gundermann ist hervorragend geeignet für Menschen mit lymphatischer Konstitution, die oft geschwollene Lymphdrüsen haben und zu chronischer Entzündung, Eiterung, Verschleimung, Erkältung und Nierenerkrankung neigen. Das wussten auch schon unsere Altvorderen, die ihn bei eiterndem Geschehen achteten. Der „Herr des Eiters" hat durch seine ätherischen Öle und Gerbstoffe sowohl antibiotische als auch wundheilende Kräfte.
Zerreibt man das Blatt zwischen den Fingern, so entsteht ein warmer, würziger Duft, der von ätherischen Ölen herrührt. Im Öl sind seine Wärmekräfte gespeichert, womit das Heilkraut für Erkältungskrankheiten geradezu prädestiniert ist.
Durch die nierenförmige Blattform lässt sich ein Zusammenhang zu den Nieren herstellen, jenen sensiblen Ausscheidungsorganen, die das Blut reinigen und von Giftstoffen befreien. Das gilt nicht nur für eingelagerte Harnsäure, sondern auch für Schwermetalle wie Blei und Quecksilber. Bereits in alten Zeiten tranken Maler und Büchsenmacher den Tee, um das Gift auszuschwemmen.
Auch für Frühjahrskuren werden Gundelreben verwendet, wenn es um das Neuwerden und das Auflösen der Winterstarre geht. Das leicht scharf schmeckende Kraut wirkt anregend, stärkend und bringt festgehaltene Prozesse in Fluss. Die auffälligste Verwendung der Gundelrebe ist die als Kultspeise in der Gründonnerstagssuppe. Den Frühjahrskräutern schrieb man Kräfte zu, die helfen sollten, das Jahr gut zu überstehen und Altes hinter sich zu lassen.

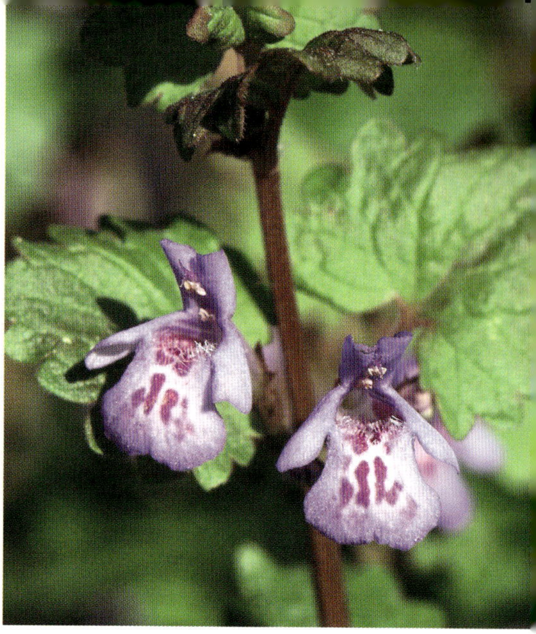

Die violett blühende Gundelrebe gilt als vielversprechender Frühlingsbote mit reinigender Kraft.

Bitte beachten

Unverträglichkeitsreaktionen, Nebenwirkungen und Wechselwirkungen sind nicht bekannt. Für die Anwendung während der Schwangerschaft und Stillzeit liegen keine ausreichenden Daten vor. Gundermann ist ein Heilkraut für den Menschen – für viele Tiere und insbesondere für Pferde ist er giftig.

WERTGEBENDE INHALTSSTOFFE

Flavonoide, Triterpenoide, Bitter- und Gerbstoffe, ätherisches Öl, Vitamin C, Saponine, Mineralstoffe (Kalium, Kieselsäure), organische Säuren (Essigsäure, Weinsäure)

WIRKSPEKTRUM AUF EINEN BLICK

- Als Tee oder Tinktur bei eitrigen Prozessen in den Bronchien und bei Verschleimung der oberen und unteren Atemwege, wie Schnupfen, Rachenkatarrh, Schleimhautentzündungen, hartnäckige, zehrende Erkältungszustände.
- Für die Frühjahrskur zur Anregung des Stoffwechsels und zur Ausleitung von Stoffwechselendprodukten und Schwermetallen.
- Äußerlich als Bad bei Hauterkrankungen, rheumatischen Beschwerden, Gicht, Ischiasleiden oder bei Blasen- und Nierengrieß.

SAMMELTIPPS

Sammeln Sie im Frühjahr die oberirdischen Teile des blühenden Krauts. Blätter und Blüten einzeln abzupfen und rasch in dünnen Lagen bei Zimmertemperatur auf einem Rost trocknen. Wegen der leicht flüchtigen Öle nicht überhitzen und nicht im Backofen oder im Dörrautomaten trocknen.

Pflanzenzubereitungen

GUNDELREBENTEE

Bei eitrigen Prozessen in den Atemwegen, chronischen Entzündungen oder Lymphknotenschwellungen

1–2 gehäufte TL zerkleinertes und geschnittenes Gundelrebenkraut mit 250 ml siedendem Wasser übergießen. 5 Minuten ziehen lassen, danach abseihen. Davon 1–2 Tassen täglich trinken. Den Aufguss auch zur Spülung im Mund- und Rachenraum oder als Gurgellösung verwenden.

GUNDELREBENTINKTUR

Zur Ausleitung von Harnsäure und Schwermetallen sowie bei eitrigem Geschehen

1 Teil Gundelrebenkraut mit 5 Teilen 40%igem Alkohol mischen. Den Ansatz in ein ausgekochtes Schraubglas füllen und etwa 2 Wochen durchziehen lassen. Gelegentlich umschütteln. Bis zu dreimal täglich 20 Tropfen in Wasser lösen und einnehmen.

GUNDELREBENBAD

Schmerzlindernd, harntreibend und hautheilend

Mit 100 g frischem Gundermannkraut und 2 l Wasser einen kräftigen Aufguss kochen. 10 Minuten ziehen lassen und abseihen. Den Absud dem Vollbad zusetzen. Badedauer: etwa eine halbe Stunde bei Körpertemperatur.

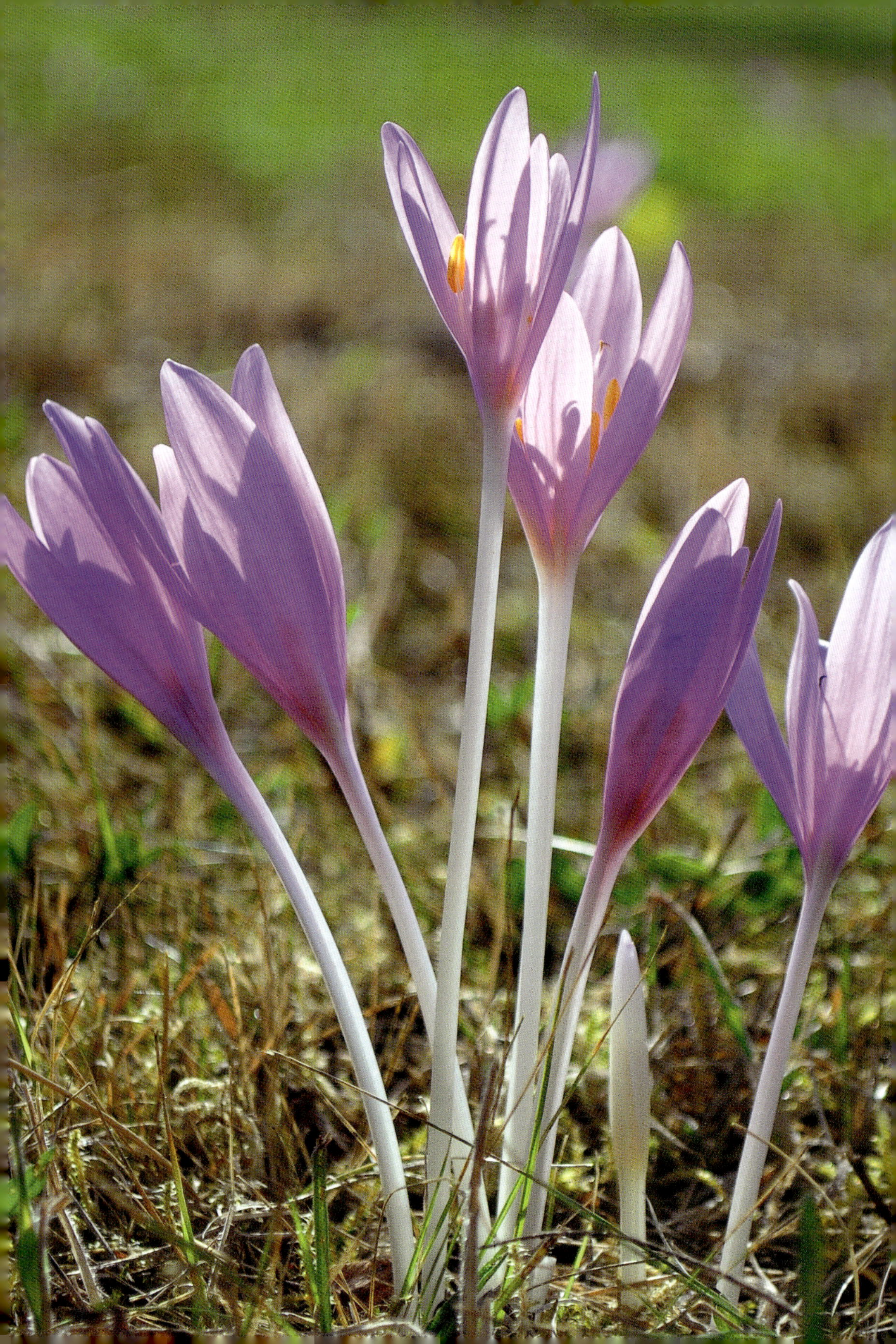

Verlockend schöner Vorbote des Winters

Herbstzeitlose

Colchicum autumnale

KLEINE PFLANZENKUNDE

Was da im Herbst auf feuchten Wiesen mit lilarosafarbenen Blüten auf bleichen Stängeln erscheint und an den Krokus erinnert, ist die Herbstzeitlose. Der Stängel ist aber kein Stängel, sondern eine von den Blütenblättern geformte, trichterförmige Röhre. Der komplette Entwicklungszyklus des Liliengewächses scheint verdreht zu sein: Die saftig-grünen, breit lanzettlichen Blätter entwickeln sich im Frühjahr, die kapselförmigen Früchte im Juni aus einer unterirdischen Befruchtung, während sich die Blüten erst nach dem Absterben der Blätter im Herbst zeigen.

Gräbt man in die Erde, stößt man auf eine schwarze Knolle, die aussieht als wäre sie leicht angeschwollen oder hätte einen Buckel. Ihr Geruch erinnert an den des Rettichs und schmeckt fatalerweise zuerst süß, später aber bitter und kratzt im Hals. All diese Eigenschaften wie auch der ungewöhnlich scharfe, bittere Geschmack der schwarzen Samen deuten auf ein giftiges Gewächs hin.

Die schönen Blüten enthalten ein tödliches Gift, das nur in homöopathischen Dosen heilsam ist.

VOLKSNAMEN UND NAMENSGEBUNG

FAULE GRETEL, GIFTKROKUS, HENNAVERRECKA, HERBSTVERGESSENE, LEICHENBLUME, MICHAELIBLUME, NACKTE HUR, NACKTE JUNGFER, WIESENSAFRAN, WINTERHAUCH, ZEITLOSE

Etwa 500 bekannte Volksnamen gibt es von der Herbstzeitlosen. Teils beziehen sie sich auf die Ähnlichkeit mit dem Krokus oder Safran, teils darauf, dass sie sich an keine Zeit hält, oder auf ihr giftiges Wesen. Mit ihrer späten Blütezeit kündigt sie den bevorstehenden Winter an und heißt mancherorts deshalb Michaeliblume (Michaelitag = 29. September) oder Herbstvergessene, da ihre „nackten" Blüten erst nach dem Schnitt der zweiten Heuernte (= Grummet) erscheinen. Weil diese verlockend schön aussehen, die Pflanze sich jedoch nicht wie andere Blumen mit einem Blätterkleid bedeckt, hat sie sich auch die Volksnamen Nackte Jungfer und Nackte Hur eingehandelt. Faule Gretel ist dazu im Vergleich noch eine harmlose Bezeichnung.

Auch ihr Gattungsname *Colchicum* zeigt eine Giftsignatur. Er leitet sich von der antiken Landschaft Kolchis ab. Sie liegt am Ostrand des Schwarzen Meers im heutigen Georgien. Das Kolchis der Mythologie soll einen Garten mit Heil- und Giftpflanzen gehabt haben. Es ist die Heimat der Zauberpriesterin Medea, die neben der Herbstzeitlosen noch mit anderen Giftkräutern hantierte. Das Artepithet *autumnale* bedeutet Herbst und spielt auf die späte Blütezeit an.

WESEN UND SIGNATUREN DER SINNE

Auflösung von Krankheiten des Herbstes (Alters)

Die kurze Darstellung im obigen Abschnitt versinnbildlicht schon das Wesen der Herbstzeitlosen – sie trägt den Tod in sich und kann ihre heilsamen Kräfte nur in den Händen des gewissenhaften Therapeuten entfalten. Dann kann sie altes und gestautes Gift vorzugsweise bei Abendverschlimmerung auflösen und bringt milde Sonnenwärme den Menschen, die häufig schon im Herbst des Lebens stehen.

Mit ihrer Blütezeit im Herbst ist sie eine Pflanze für Erkrankungen des höheren Alters, ein Symbol für den „Herbst des Lebens" und die Schäden, die der Winter bringt. Ihre Giftsignatur unterstreicht sie nicht nur durch die Namensgebung und den verdrehten Entwicklungszyklus, sondern auch durch die Physiognomie (Blüte ohne Bekleidung durch Blätter oder Stängelteile).

Auffallend ist, dass die dicke Zwiebelknolle eine Ähnlichkeit mit einer geschwollenen und gichtkranken Zehe zeigt. Deshalb vermutete man schon seit Jahrhunderten eine Heilwirkung bei Gichterkrankungen. Tatsächlich wurde eine entsprechende Heilwirkung von der Wissenschaft bestätigt. Die Verschlechterung der Schmerzen durch Nässe und Kälte kann man nach der Signaturenlehre vom Standort der Pflanze auf nassen Wiesen ableiten. Hinzu kommt eine ausgeprägte Wetterfühligkeit und eine Verschlechterung durch Bewegung und Berührung.

Auffallend ist die oft lähmungsartige Schwäche der Patienten und die Wechselbeziehung zwischen Gliederschmerzen und Störungen im Verdauungstrakt. Zudem ist die ausdauernde Zwiebel von einer dunkelbraunen bis schwarzen Haut umhüllt. Dunkles Braun steht für das Verdorbene und Schwarz gilt als Farbe des Todes, der Trauer und der Finsternis.

Bitte beachten

Die Pflanze ist in allen Teilen stark giftig, weshalb eine Selbstbehandlung absolut ausgeschlossen ist. Die Vergiftungserscheinungen treten erst 2–6 Stunden nach Einnahme auf und reichen von Übelkeit, starkem Erbrechen, Krämpfen, Herzrhythmusstörungen, Durchfällen bis hin zur Atemlähmung. Bereits bei Verdacht einer Vergiftung empfiehlt es sich, eine Klinik aufzusuchen.
Bis zur homöopathischen Verdünnung D8 nicht in der Schwangerschaft anwenden.

WERTGEBENDE INHALTSSTOFFE

Verschiedene Alkaloide wie Colchicin (im Samen 0,5–1,2 %) und Demecolcin, Gerbstoffe, fettes Öl, Inulin in der Knolle

WIRKSPEKTRUM AUF EINEN BLICK

In homöopathischen Dosen ist *Colchicum* ein bewährtes Mittel bei:

> akuten und chronischen Gelenkerkrankungen wie Gichtanfällen, Gelenkrheumatismus oder Sehnenscheidenentzündungen (die Patienten zeigen dabei die bekannte Gichtsymptomatik mit roten, heißen und geschwollenen Gelenken und können weder Berührung noch Bewegung ertragen);
> Herzbeschwerden mit großer Kraftlosigkeit und Kollapsneigung;
> Magen-Darm-Katharren mit anhaltendem Erbrechen, Durchfall und großer Erschöpfung (allein der Geruch von Speisen erzeugt Übelkeit);
> Eine Verschlechterung des Allgemeinbefindens und der Beschwerden erfahren Patienten durch Bewegung, Nässe und Kälte; die Besserung tritt bei Wärme und Ruhe ein.

SAMMELTIPPS

Wegen der starken Giftigkeit belassen wir es beim Anblick der Pflanze. Verwechslungsgefahr besteht mit Bärlauchblättern, die jedoch beim Zerreiben stark nach Knoblauch riechen. Auch die Blätter des Maiglöckchens ähneln denen der Herbstzeitlosen. Im Herbst ist eine Verwechslung mit spät blühenden Krokusarten möglich.

Pflanzenzubereitungen

COLCHICUM AUTUMNALE IN DER HOMÖOPATHIE

Bei akuten Gichtbeschwerden zwischen den Anfällen

Homöopathische Dosen ab D4; bei guter Übereinstimmung des Krankheitsbildes auch Hochpotenzen wie C200.

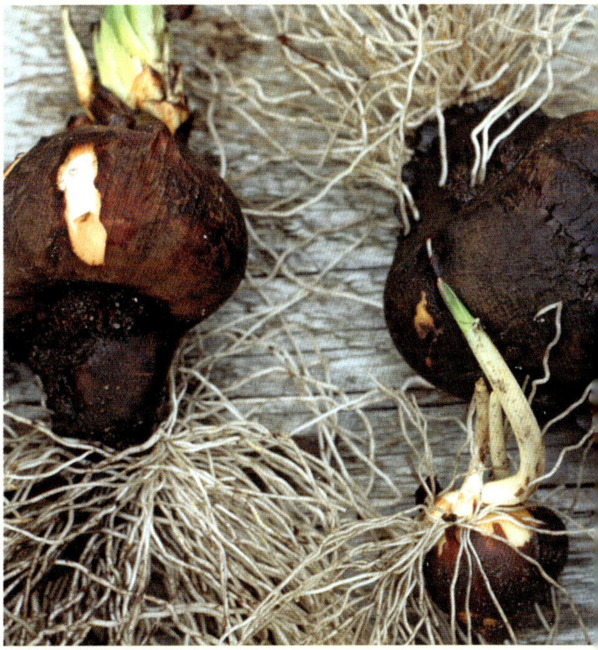

Die Zwiebeln sind von einer braunschwarzen Haut umgeben.

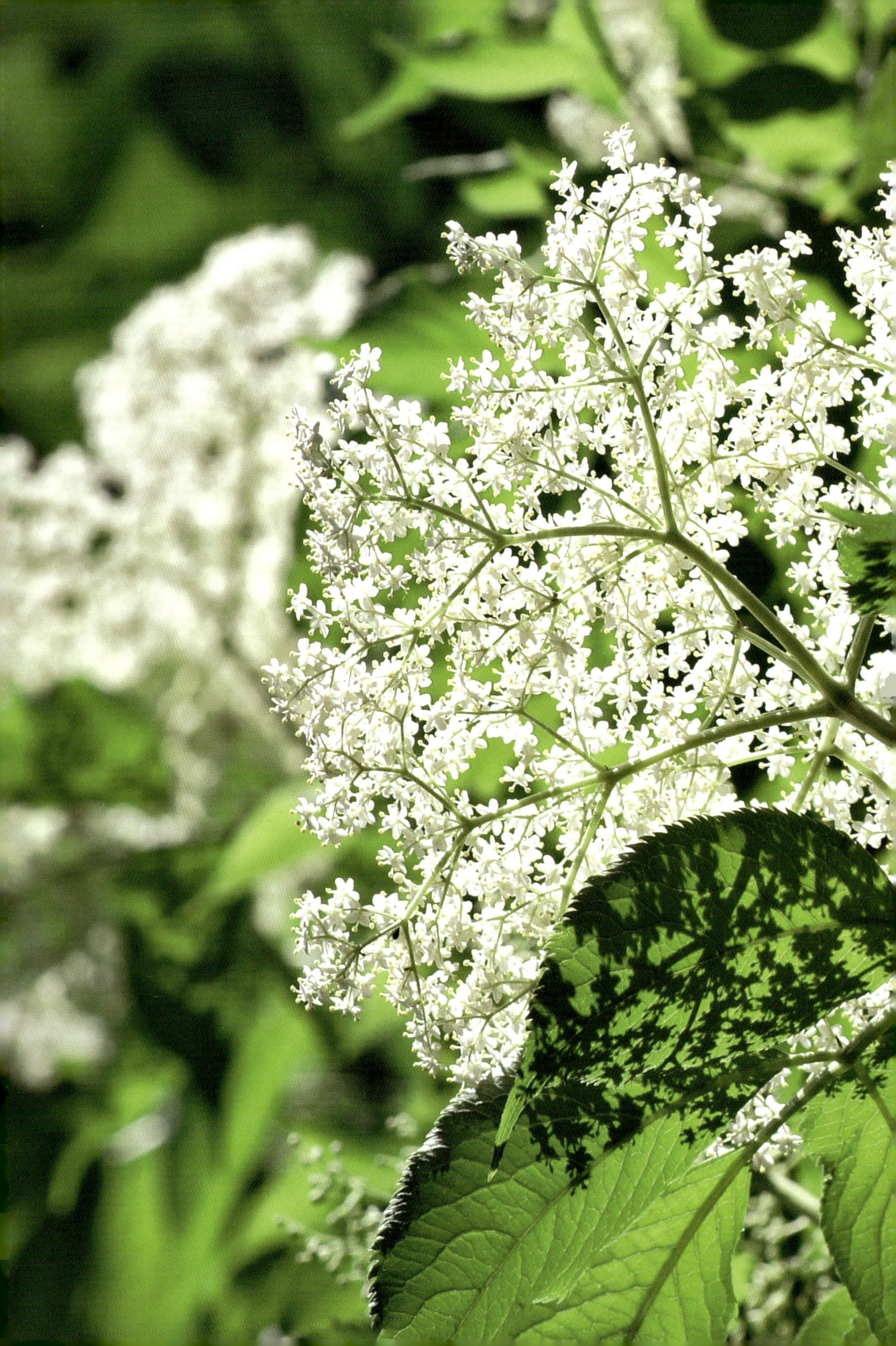

Alte Mysterienpflanze mit Licht und Schatten

Holunder

Sambucus nigra

KLEINE PFLANZENKUNDE

Der große, buschige Strauch steht gerne an Wegrändern, schaut über Mauern und Zäune oder lehnt sich an die Scheunen der Bauern an. Die Pflanze wird botanisch den Moschuskrautgewächsen zugeteilt. Sie wächst etwa bis 8 m in die Höhe, wird im Durchschnitt 100 Jahre alt und kommt in den gemäßigten Breiten in Höhen bis 1500 m vor.

Holunder bildet „hohle", mit Mark gefüllte Zweige mit grauer Borke. Die gegenständig angeordneten Blätter sind dunkelgrün, gefiedert und zugespitzt. Blütezeit ist von Mai bis Juli. Die weißgelben, stark duftenden Blüten stehen in schirmförmigen Trugdolden. Während die Blüten aufrecht stehen, sind die Fruchtstände nach unten geneigt. In den Herbstmonaten reifen dann die Beeren (eigentlich Steinfrüchte) heran, welche drei längliche Steinkerne besitzen. Die rabenschwarzen Früchte sind die Lieblingsnahrung einiger Vogelarten, die die Samen meist unverdaut wieder ausscheiden und so für deren Verbreitung sorgen.

Die luftig-leichten Blüten sind ein Heilmittel der Atemwege.

VOLKSNAMEN UND NAMENSDEUTUNG

ATTICH, HOLDER, HOLLER, HOLLERBUSCH, HOLLERSTAUDN, JUDASBAUM, LAUSHOLLER, PFEIFENSTOCK, SCHWARZER FLIEDER

Der Gattungsname Holunder ist vielleicht von „hohl" abgeleitet, da die Äste mit leicht entfernbarem Mark gefüllt sind. Häufiger vermutet man jedoch, dass der Name vom Altgermanischen *Holuntar* kommt. Botaniker gaben dem Strauch den Gattungsnamen *Sambucus*. Dieser Name leitet sich ab von *sambyx* (= roter Farbstoff), weil die Schalen der Früchte das rote Sambucyanin enthalten, während *nigra* für schwarz steht und die Farbe der Früchte beschreibt.

WESEN UND SIGNATUREN DER SINNE

LICHT UND SCHATTEN, SCHUTZ UND REINIGUNG, KRAFT UND AUSDAUER

Der heilkräftige Hollerbusch wächst gerne in der Nähe des Menschen und ihrer Anwesen. Als Zauber-, Abwehr- und Universalarznei fehlte er früher an keinem Bauernhaus. Mystisch ist die Ausstrahlung älterer Büsche, und einst

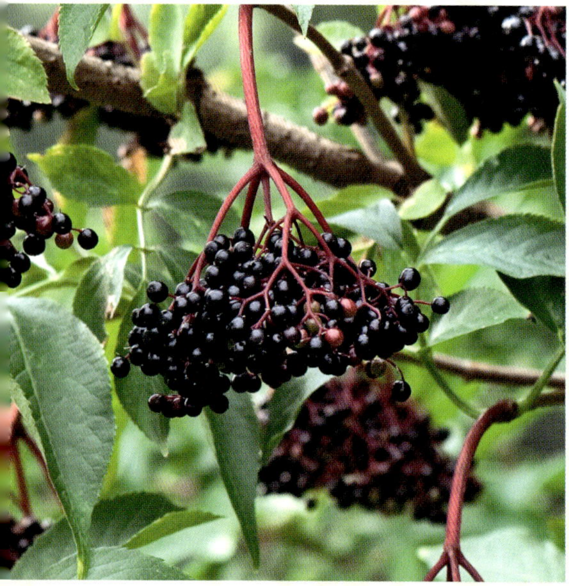

Die rabenschwarzen Beeren stärken das Immunsystem.

waren sie der altgermanischen Göttin Hel gewidmet, die nicht nur über die Unterwelt und die Hölle wachte, sondern gleichzeitig als Göttin der Fruchtbarkeit und Mutter allen Lebens herrschte. Hel verkörpert Licht und Schatten und auch in den Grimmschen Märchen begegnen wir Frau Holle, die fleißige Kinder mit Gold überhäuft und die Faulen mit Pech bedeckt. Gut und Böse, Licht und Schatten, Weiß und Schwarz – das sind die Attribute des Holunders, der so etwas wie eine weibliche Schutzfunktion besitzt. Weiße Holunderblüten duften intensiv und streben nach oben. Der Busch steht etwa zu Mittsommer in vollster Blüte. Die aufrechte Doldenform wirkt luftig und leicht. Sie steht für die Sauerstoffversorgung der Lunge und den Blutstrom. Holunderblütentee ist eines der besten Mittel bei Husten und wegen seiner guten Verträglichkeit auch für Kinder geeignet.

Dagegen sind die saftigen Beeren schwarz wie die Nacht und hängen schwer herunter. Sie haben über den Sommer die Sonne getankt, Vitamine und Mineralien eingelagert und werden im Herbst geerntet, wenn die Tage deutlich kürzer werden. Im Herbst geht es um Prozesse der Reife, um die Stärkung des Immunsystems und den Schutz vor der nass-kalten und dunklen Jahreszeit mit ihren Erkrankungen wie Husten, Schnupfen oder grippalen Infekten.

Das Innere seiner Äste ist schwammig und reichlich luftdurchdrungen. Auch damit zeigt er eine Beziehung zu den Atemwegen. Wie wir wissen, behandeln schon immer Kräuterkundige und auch die Forscher der Neuzeit mit Holunder Krankheiten der durchlüfteten Organe, wie der Bronchien oder Nebenhöhlen. Er löst hartnäckige Verschleimungen, akute und chronische Entzündungen der Nebenhöhlen, öffnet die Hautporen, entgiftet und bringt uns ins Schwitzen, indem er das Wärmeregulationszentrum im Gehirn beeinflusst. Selbst das Hohlorgan Darm öffnet sich nach dem Genuss der Beeren, wodurch Verstopfungen gar nicht entstehen oder sanft behoben werden.

Bitte beachten

Holunderzubereitungen sind sehr gut verträglich. Lediglich die rohen Früchte sind ungenießbar und können zu Übelkeit und Erbrechen führen.

WERTGEBENDE INHALTSSTOFFE

Blüten: Flavonoide, Phenolsäuren, ätherisches Öl, Triterpene und Triterpensäuren, Tannine, Sterole, Schleim- und Gerbstoffe, Mineralien
Steinfrüchte („Beeren"): Zucker, Fruchtsäuren, Vitamine A, B und C, Mineralstoffe, Anthocyane, Flavonoide, etwas ätherisches Öl, Blausäure

WIRKSPEKTRUM AUF EINEN BLICK

> Die Blüten verbessern die Bronchialsekretion, beseitigen akuten und chronischen Schleim in Nase, Nebenhöhlen und der Brust;
> fördern den Schweiß und senken das Fieber;
> sind durch die leicht harntreibende Wirkung auch bei rheumatischen Erkrankungen und Hautunreinheiten geeignet.
> Die Früchte sind ein vitaminreiches Stärkungsmittel, um die Abwehrkraft zu steigern und Erschöpfungszuständen vorzubeugen;
> sind als Mus darmreinigend (und nebenwirkungsfrei) bei Verstopfung.

SAMMELTIPPS

Die Holunderdolden an einem trockenen Tag (vorzugsweise am 24. Juni) sammeln und für einige Tage an einem warmen, dunklen Ort aufhängen. Die Beeren sind erst im September bis Ende Oktober reif. Man trocknet sie in der Nähe der Heizung.

Pflanzenzubereitungen

HOLUNDERBLÜTENTEE

Schweiß- und harntreibend, bei grippalen Infekten, Bronchitis und Husten

2 TL getrocknete Blüten mit siedendem Wasser übergießen und nach 5–10 Minuten durch ein Teesieb geben. Mit Honig süßen und mehrmals täglich 1–2 Tassen möglichst in der zweiten Tageshälfte heiß trinken oder ungesüßt bei Halsschmerzen zum Gurgeln verwenden.

BEERENAUFGUSS

Zur Förderung der Harnmenge oder bei fiebrigen Erkältungskrankheiten

Etwa 10 g der getrockneten Beeren mit kaltem Wasser ansetzen, 10 Minuten stehen lassen und bis zum Sieden erhitzen. Danach nochmals 10 Minuten stehen lassen und abseihen. Davon mehrmals täglich 1 Tasse mit etwas Zitronensaft trinken.

HOLUNDERMUS

Zur Immunstärkung und bei Verstopfung

500 g Holunderbeeren mit 200 g Zucker oder Honig und 1 EL Mehl 10–15 Minuten einkochen. Die Masse durch die „Flotte Lotte" passieren. Wenn sie zu zäh ist, etwas Wasser hinzufügen. Täglich ein kleines Schälchen als Kur über 2 Wochen genießen.

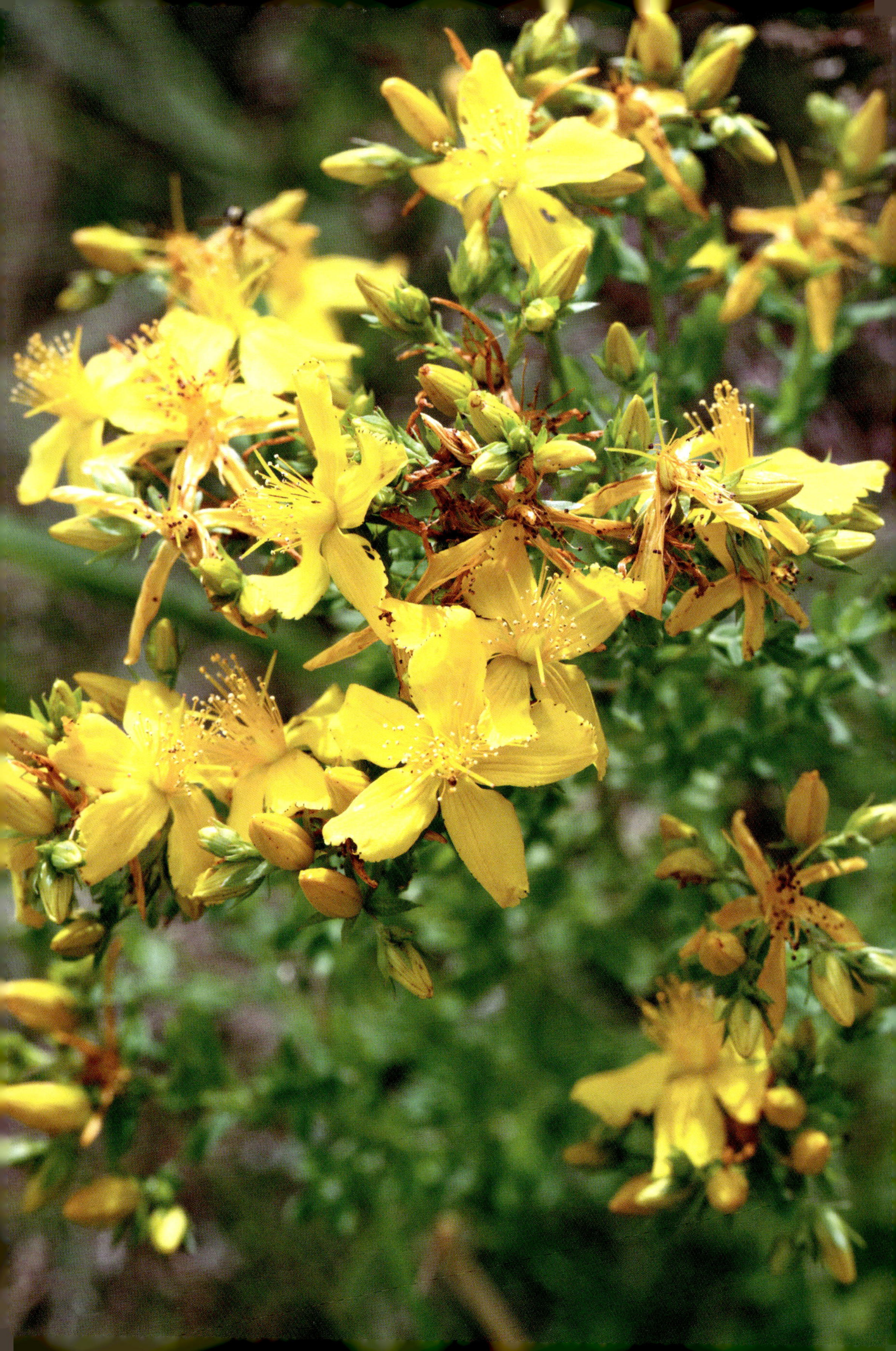

Sonnenkräfte vertreiben dunkle Gedanken

Johanniskraut

Hypericum perforatum

KLEINE PFLANZENKUNDE

Wenn die Sonne am höchsten steht und Mittsommer gefeiert wird, dann beginnt die Blütezeit des Johanniskrauts. Es bevorzugt die pralle Sonne, den trockenen Boden und wächst auf Holzschlägen oder Wald- und Wegrändern der gemäßigten Zonen. Das mehrjährige Hartheugewächs treibt bis zu 80 cm hohe, kantige und mit Pigmentflecken versehene Stängel. Eine botanische Seltenheit und damit ein charakteristisches, zur Unterscheidung von anderen *Hypericum*-Arten hilfreiches Merkmal ist der mit zwei Längsleisten versehene Stängel. An ihm sitzen länglich-eiförmige, gegenständig angeordnete und durchscheinend drüsig punktierte Blätter mit Öldrüsen. Die Blüte ist sternförmig aufgebaut, hat fünf sonnengelbe, strahlenförmige Kronblätter und Staubgefäße, die in der Mitte spitz hervorstehen. Blütezeit ist ab Johanni (24. Juni) bis in den September hinein. Aus den Blüten tritt beim Zerreiben ein blutroter Farbstoff aus.

VOLKSNAMEN UND NAMENSDEUTUNG

FRAUENKRAUT, HARTHEU, HERRGOTTSBLUT, JAGETEUFEL, SONNENBRAUT, SONNWENDKRAUT, TEUFELSKRAUT, TÜPFELKRAUT

Wenn man ein Blatt gegen das Licht betrachtet, entsteht der Eindruck, als wären die Blätter getüpfelt. Der deutsche Name geht auf Johannes den Täufer zurück. Der Legende nach soll das Blut des geköpften Märtyrers in die gelben Blüten geflossen sein und wieder austreten, wenn man die Blüten zerreibt. Aus dem Lateinischen kommt der Name *perforatum* (= durchlöchert); der Name *Hypericum* (griech. *hyper* = über, *eikon* = Bild) leitet sich von einer früheren Aufgabe des Johanniskrauts ab: Es wurde lange Zeit zum Schutz vor Geistern über den Heiligenbildern angebracht. Im Mittelalter fand es bei Teufelsaustreibungen Verwendung, weshalb manche es heute noch unter Teufelskraut oder *fuga daemonum* kennen.

Die gelben Blütensterne wirken als Ebenbild der erhellenden Sonne.

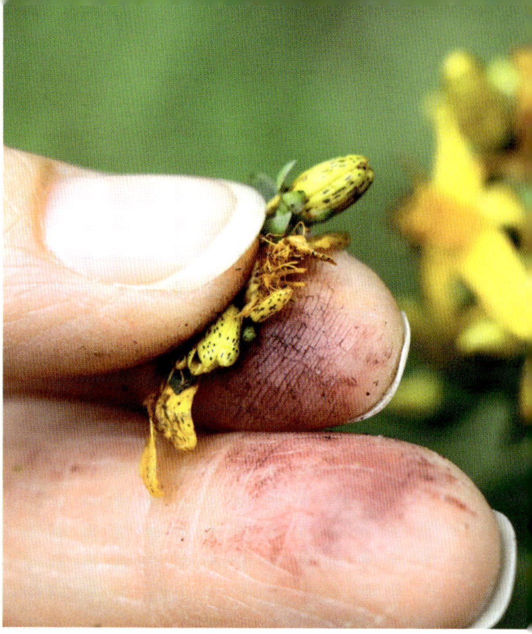
Der blutrote Farbstoff heilt Verletzungen.

WESEN UND SIGNATUREN DER SINNE

UMWANDLUNG VON LICHT IN NERVENKRAFT, ERWÄRMUNG DER SEELE, RUHE

Johanniskraut steht in einer tiefen Beziehung zum Licht und blüht um Johanni, zur Sommersonnenwende. Der Strahlenkranz seiner goldgelben Blüten erinnert an die Sonne und es wählt nur die sonnigsten Standorte. Dann kann es das Licht in die Wirkstoffe Hypericin und Hyperforin umwandeln – Botenstoffe des Nervensystems.
Sein Charakter ist es, die Seele zu erwärmen, das Licht in Nervenkraft zu wandeln. Bei innerer Anwendung ist es ein aufhellendes Mittel für Menschen, die gerne „die Nerven verlieren", bei angsterfüllten Träumen, Stressfolgen und depressiven Verstimmungen, die sich besonders gerne in der dunklen Jahreszeit einstellen. Mittlerweile ist der erhellende Einfluss auf depressive Zustände bewiesen.

Bitte beachten

Johanniskrautpräparate verstärken oder schwächen die Wirkung einiger Medikamente wie Zytostatika, Immunsuppressiva, Gerinnungshemmer vom Cumarintyp, Antidepressiva, Proteasehemmer, Herzmittel (Digoxin) und Ovulationshemmer (Pille). Während der Einnahme auf ausgedehnte Sonnenbäder verzichten, da es zu erhöhter Lichtempfindlichkeit kommen kann. Der Wirkungseintritt erfolgt bei innerer Anwendung erst allmählich. 1–4 Wochen Karenzzeit können vergehen.

Wenn wir eine Blütenknospe zusammendrücken, tritt ein roter Farbstoff aus, der zur Substanzgruppe der Hyperizine gehört. Eine Blutsignatur also, daran gab es bei den Altvorderen keinen Zweifel.
Im Übrigen wurde die rote Farbe auch als Hinweis auf Hilfe in allem Liebesschmerz gedeutet, der eine psychische Verletzung darstellt.
Äußere Anwendungen mit dem blutroten Ölauszug sind hervorragend geeignet bei verletzten Nerven, Verspannungen im Rücken, Hexenschuss bis hin zum Bandscheibenvorfall mit Nervenschädigung, Rheuma, zur Narbenpflege und zur Nachbehandlung von Verletzungen. Die Adern der Blätter – Blattnerven – werden mit den Nervensträngen in Verbindung gebracht, die harten Stängel mit einer Neigung zur Verhärtung. Das durchlöcherte Blatt (Foto Seite 14) gilt als Signatur für Stich- und Schussverletzungen. Die Daten der Wissenschaft von heute belegen, dass die traditionelle lokale Behandlung infizierter Wunden durch den Gehalt von Hyperforin eine rationale Grundlage besitzen.

Besonders hellhäutige Menschen sollten jedoch vorsichtig im Umgang mit Johanniskraut sein. Es kann die Lichtempfindlichkeit erhöhen, was sich auch an den Pigmentflecken der Stängel und Blüten zeigt. Nach einem Sonnenbad oder bei leichten Verbrennungen der Haut allerdings heilen Einreibungen mit Johanniskrautöl. Der Widerspruch ist nur scheinbar, denn die Pflanze hat einen ausgleichenden Effekt.

WERTGEBENDE INHALTSSTOFFE

Hyperforin, Hypericin, Flavonoide, Gerbstoffe, ätherisches Öl, Phytosterin, Harze und Eiweiß

WIRKSPEKTRUM AUF EINEN BLICK

- Innerlich in Form eines Tees oder der Tinktur bei seelischer Verletzung, depressiver Verstimmung, Angst und / oder nervöser Unruhe.
- Rotöl-Einreibung bei äußerer Verletzung wie Schürfwunden, leichten Verbrennungen, Rücken-, Nerven- und Muskelschmerzen, rheumatischen Beschwerden, Zerrungen, auch bei Bauch- und Menstruationsschmerzen.

SAMMELTIPPS

Blüten und Blätter an sonnigen und trockenen Tagen sammeln. Das Sammelgut sollte sowohl aus offenen als auch halboffenen Blüten sowie aus Blättern bestehen.

Pflanzenzubereitungen

JOHANNISKRAUTTEE

Als mildes Antidepressivum

1–2 TL fein geschnittenes Kraut mit Wasser überbrühen, 5–10 Minuten abgedeckt stehen lassen, danach abseihen. Morgens und abends je 1–2 Tassen trinken.

JOHANNISKRAUTTINKTUR

Als schneller und stärker wirkende Alternative zum Tee

Obere Blüten und Blätter abzupfen, grob zerkleinern und in ein ausgekochtes Schraubglas füllen, mit 45%igem Alkohol übergießen und mindestens 2 Wochen an einem hellen Ort ausziehen lassen. Danach durch ein Leinentuch filtern und in dunkle Tropfflaschen abfüllen. Davon täglich dreimal bis zu 10 Tropfen einnehmen.

ROTÖL ZUM EINREIBEN

Bei Hautverletzungen, Muskel- und Nervenschmerzen

Ein Schraubglas mit grob zerkleinerten Blüten und Blättern füllen und mit dem drei- bis vierfachen Volumen an Oliven- oder Sonnenblumenöl übergießen, 2 Wochen in der vollen Sonne ausziehen lassen und ab und zu umschütteln. Wenn das Öl eine tiefrote Farbe hat, den Pflanzenrückstand abseihen und das Öl in ein getöntes Gefäß gießen. Das Rotöl leicht anwärmen und anschließend einreiben.

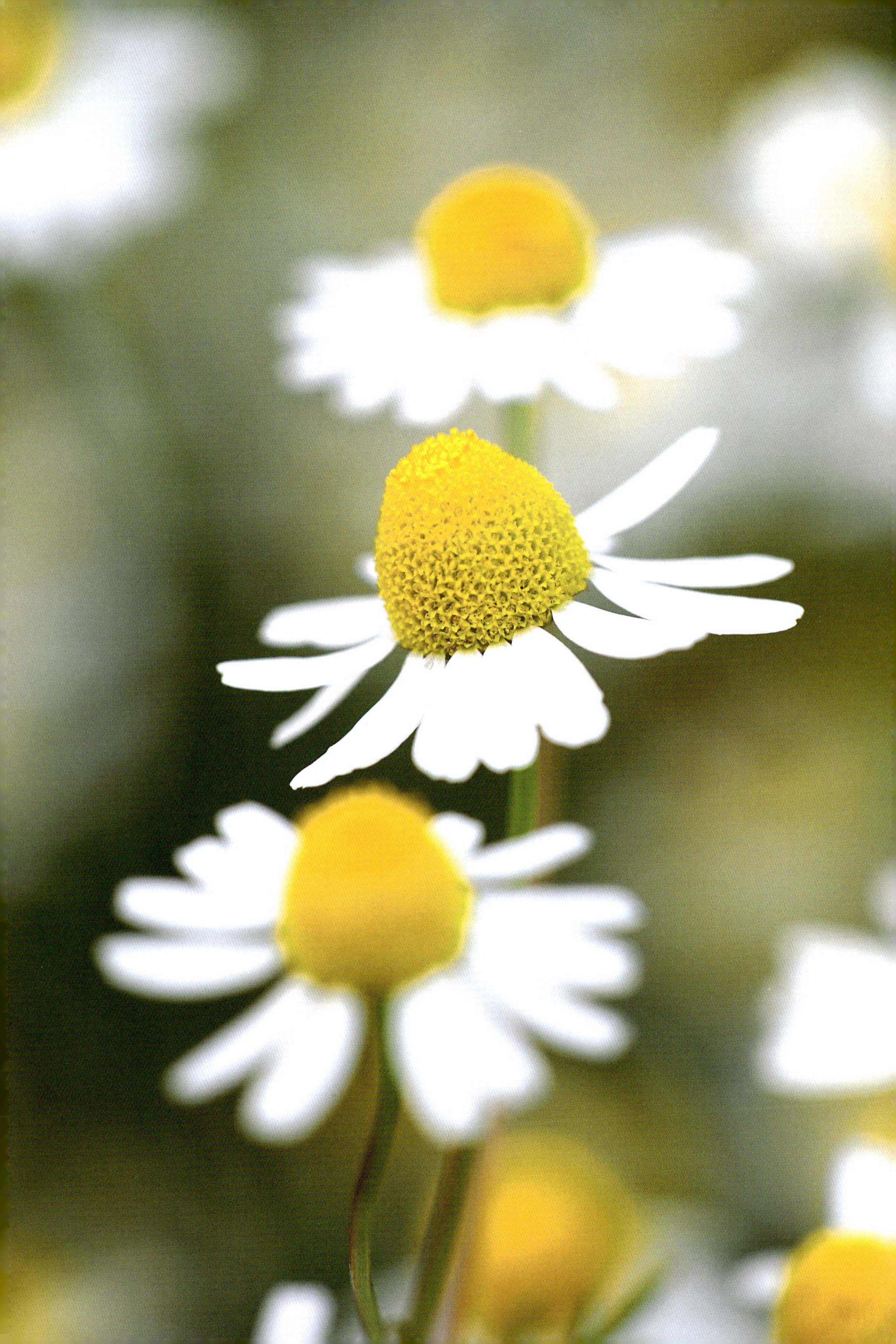

Die mütterlich fürsorgende Heilpflanze

Kamille

Matricaria chamomilla

KLEINE PFLANZENKUNDE

Die Echte Kamille ist eine Ruderalpflanze und ein Getreidebegleiter, der in ganz Europa auf Äckern, Wegrainen und Brachland wächst. Dennoch finden wir sie zunehmend seltener auf den Feldern, da sie empfindlich ist gegen chemische Düngung und Pestizide. Der goldgelbe Blütenboden und der weiße Zungenblütenkranz vermitteln einen Bezug zur wärmenden Sonne, und als Sonnenkind bevorzugt sie sandige und trockene Böden. Sie gehört zur großen Pflanzenfamilie der Korbblütengewächse, ist einjährig, wird nur etwa 50 cm hoch und hat zwei- bis dreifach gefiederte Blätter, die wechselständig an den ästig verzweigten Stängeln stehen.
Blütezeit ist von Mai bis September. Der Blütenboden ist anfangs flach und wölbt sich später kegelförmig auf. Die Blütenköpfe bestehen aus gelben Röhren- und weißen Zungenblüten, die sich am Ende der Blühzeit nach unten klappen. Wenn Sie die Echte Kamille von anderen Kamillenarten unterscheiden wollen, schneiden Sie den Blütenboden durch: Dieser ist bei der Echten Kamille innen hohl. Die Blüten duften charakteristisch aromatisch und haben einen leicht bitteren Geschmack.

Der Blütenboden mit den goldgelben Röhrenblüten wölbt sich kegelförmig auf.

VOLKSNAMEN UND NAMENSDEUTUNG

APFELKRAUT, DEUTSCHE KAMILLE, FELDKAMILLE, MÄGDEBLUM, MUTTERKRAUT

Der Gattungsname *Matricaria* entstammt dem lateinischen *matrix* für Gebärmutter. Damit klingt schon die Verwendung als Frauenkraut an und charakterisiert die Pflanze als Mutterkraut. *Chamomilla* und Kamille sollen auf die griechische Stammform *chamaeolon* (*chamai* = niedrig, *melon* = Apfel) zurückgehen, was als am Boden wachsender Apfel gedeutet wird.

WESEN UND SIGNATUREN DER SINNE

MÜTTERLICHKEIT, SANFTHEIT, BERUHIGUNG, VERHILFT ZU GELASSENHEIT

Die meisten Menschen verbinden Kamillentee mit der eigenen Kindheit, mit Bauchschmerzen und der umsorgenden

Mutter, deren Aufgabe es ist, für andere da zu sein und gleichzeitig Geborgenheit und Beruhigung zu vermitteln. Wenn Anspannung sowohl im körperlichen als auch seelischen Bereich vorherrschen, dann ist Kamille das Mittel der Wahl. Die aufgeblähten Blütenköpfchen zeigen eine Art Verwandtschaft zu Hohlorganen wie Gebärmutter und Magen, sodass es nach dieser Signatur nur logisch ist, das Heilmittel bei Menstruationsschmerzen oder bei Magenkrankheiten zu verwenden.
Der balsamische Duft bringt eine innere Ruhe und ist für Menschen von Vorteil, die zu einer gewissen Hysterie neigen, denn Erregtheit führt zu charakteristischen Schmerzen und einer Schmerzempfindlichkeit. Spastische Zustände im Magen-Darm-Bereich, Blähungen und Krämpfe der Gebärmutter sprechen hervorragend auf Kamille an. Die Wissenschaft von heute begründet dies durch die ätherischen Öle von blauer Farbe und die krampflösenden Flavonoide. Bemerkenswert ist auch, dass der azurblaue Farbton in der Farbtherapie für Sanftheit und Beruhigung steht. Selbst die potenzierte Kamille besitzt noch so viel Kraft, um jenen Menschen zu helfen, deren

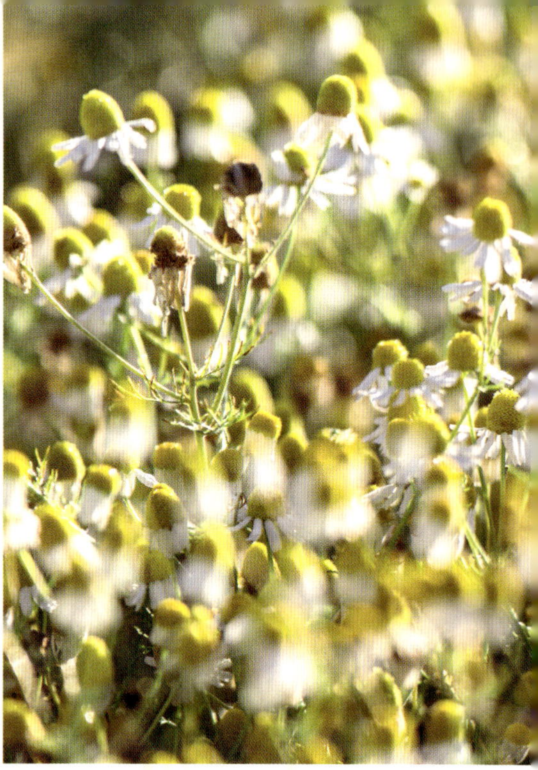

Beruhigend wirkt das Feld mit Kamillenblüten.

Sinnesempfindungen übersteigert sind, weshalb sie reizbar und ungeduldig werden. Deshalb wird sie oft von Kindern gebraucht, die die mütterliche Zuwendung benötigen, wenn beispielsweise die Zähne durchbrechen.
Der bevorzugte Standort sind die trockenen Böden und die Blütezeit ist der Hochsommer. Kamille ist daher eine Arznei, die zu Leiden passt, bei der Hitze und Entzündungen vorherrschen, denn ihre Kraft trocknet. Deshalb lassen sich auch Entzündungen vor allem in den Atemwegen, der Haut und der Schleimhäute gut mit Kamille behandeln.

Bitte beachten

Kamille ist ein Heilmittel mit guter Verträglichkeit und seltenen allergischen Reaktionen. Nebenwirkungen und Wechselwirkungen mit anderen Medikamenten sind nicht bekannt. Achten Sie auf gute Qualität. Kamillenblütentee in Beuteln und von Discountern haben keine Arzneibuchqualität.

WERTGEBENDE INHALTSSTOFFE

Ätherische Öle mit Matricin und Bisabolol, Flavonoide mit Apigenin, Cumarine und Schleimstoffe

WIRKSPEKTRUM AUF EINEN BLICK

- Entzündungshemmend und wundheilend bei Haut- und Schleimhauterkrankungen im Magen-Darm-Trakt einschließlich der Mundhöhle, der Atemwege (akuter Schnupfen, Nasennebenhöhlenentzündungen) und bei Entzündungen im Genitalbereich (Juckreiz, Hämorrhoiden, Fissuren, Ekzeme, nach Operationen im Ano-Genitalbereich).
- Krampflösend auf die glatte Muskulatur, wodurch Magen-Darm-Krämpfe und Menstruationsbeschwerden gelindert werden.
- Antimikrobiell: Pilze und Bakterienstämme werden inaktiviert, weshalb Kamille bei eitrigen Prozesse wie Angina und der Reinigung von Abszessen hilfreich ist.
- In potenzierter Form bei überempfindlichen Sinnesorganen, Reizbarkeit, sensiblen Nerven, Zahn- und Ohrenschmerzen, stechenden Schmerzen in den Verdauungsorganen begleitet von Ungeduld, Ruhelosigkeit und Gereiztheit, häufig angezeigt bei Frauen und Kindern.

SAMMELTIPPS

Die aufgeblühten Köpfchen an sonnigen Tagen in den Morgenstunden ernten und rasch im Schatten trocknen. Verwechslungsgefahr besteht mit der Acker-Hundskamille und der Stinkenden Hundskamille, deren Fruchtböden jedoch nicht hohl sind.

Pflanzenzubereitungen

KAMILLENBLÜTENTEE

Bei Schleimhautentzündungen und Krämpfen

1 EL Kamillenblüten mit 1 Tasse heißem Wasser übergießen und etwa 5 Minuten ziehen lassen. Bei akuten Beschwerden 3–4 Tassen täglich schluckweise zwischen den Mahlzeiten trinken. Den abgekühlten Tee zum Gurgeln verwenden.

KAMILLEN-SITZBAD

Bei entzündeten Genitalien

Aus 100 g Kamillenblüten und 5 l Wasser einen Aufguss zubereiten, 10 Minuten ziehen lassen und 15 Minuten darin baden.

GESICHTSDAMPFBAD UND INHALATION

Bei Akne und Atemwegserkrankungen

2 EL Kamillenblüten im Topf mit heißem Wasser 10 Minuten zugedeckt ziehen lassen. Ein Handtuch über den Kopf ziehen und als Dampfbad 10 Minuten auf die Haut einwirken lassen. Oder die Dämpfe bei entzündeten Atemwegen tief einatmen.

CHAMOMILLA POTENZIERT

Bei stechenden Schmerzen und Überempfindlichkeit

Bei sensiblen Schmerzen stündlich 3 Globuli in D3, D6 oder D12; bei Gesichtsneuralgien Globuli in D30 einnehmen.

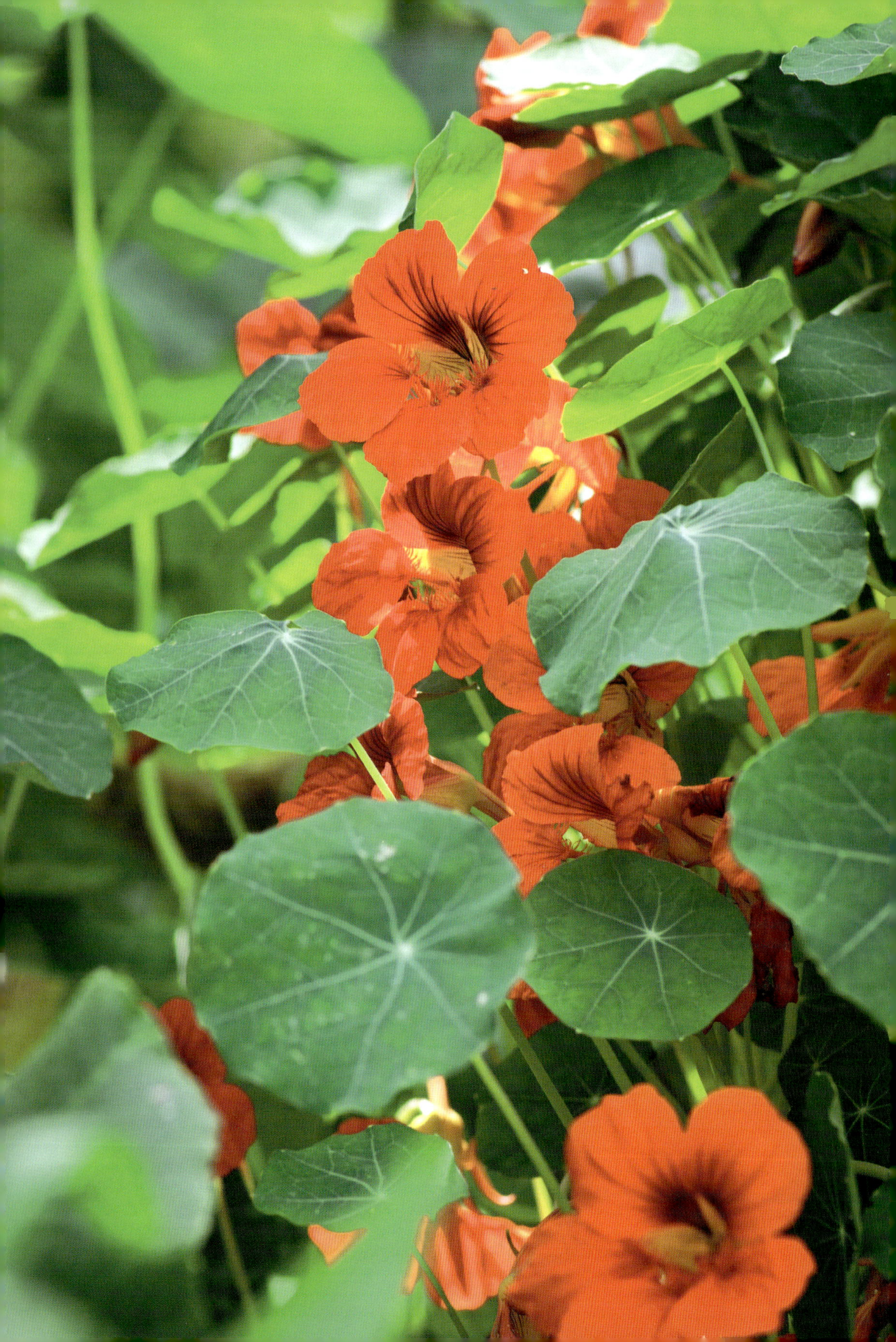

Feurige Senföle für die glühende Lebenskraft

Kapuzinerkresse

Tropaeolum majus

KLEINE PFLANZENKUNDE

Erst seit dem 17. Jahrhundert wächst auch in europäischen Gärten die Kapuzinerkresse. Ihre Heimat ist Südamerika von Peru bis Kolumbien. Natürliche Standorte sind die vegetationsarmen Feldfluren der Anden, wo sie sich gerne an kleinen Bächen ansiedelt. Die krautige, über Mauern kletternde oder am Boden kriechende Pflanze ist die einzige Gattung innerhalb der Familie der Kapuzinerkressengewächse. Sie ist nah verwandt mit den heimischen Kreuzblütengewächsen, zu denen auch Kresse, Senf und Rettich zählen.

Die Schöne aus den Anden wird in Mitteleuropa nur einjährig kultiviert, da sie nicht winterhart ist. Das auffallendste Merkmal sind die sattgrünen, schildförmigen, rundlichen Blätter mit einem Durchmesser von bis zu 5 cm. Das Laub hat eine wachsartige Oberfläche, an der Wasser und Schmutz nicht haften bleiben, was als „Lotuseffekt" bezeichnet wird. Blütezeit der trompetenförmigen und orangeroten Blüten ist von Mai bis in den Herbst hinein. Die Frucht besteht aus drei einsamigen, etwa 1 cm langen Teilfrüchten.

Blüten und Blätter enthalten antibiotisch wirkende Senföle.

VOLKSNAMEN UND NAMENSDEUTUNG

GELBES VÖGERL, KAPUZINERLI, SALATBLUME, BLUME DER LIEBE, ROTE BLUME AUS PERU, KANARIENVÖGELCHEN, GUCK-ÜBER-DEN-ZAUN, LIEBESBLUME, MÖNCHSKAPPE

Den deutschen Namen erhielt die Pflanze wegen ihrer Blütenform, deren Kronblätter einen Sporn ausbilden und an die Kapuzen des Kapuzinerordens erinnern. Der Gattungsname *Tropaeolum* leitet sich von der Verkleinerungsform des griechischen Wortes *tropaio* ab und bedeutet „Trophäe". Der Artname *majus* bedeutet übersetzt „groß".

WESEN UND SIGNATUREN DER SINNE

GLÜHENDE LEBENSKRAFT, LICHTENERGIE FÜR DAS FEUCHTE UND DUNKLE, BEREITET DEN BODEN VOR

Schon ihr Name verrät ihren Geschmack. Sowohl die hübschen Blüten als auch die sattgrünen Blätter schmecken scharf, leicht brennend und kresseartig. Dieser Geschmack rührt von den Senfölglykosiden her, die der Pflanze als Fraßschutz dienen. Für den Menschen haben sie große Vorteile, da deren antibiotische Wirkung heute unumstritten ist. Sie hemmen das Wachstum zahlreicher Bakterien, darunter *Escherichia coli*, Salmonellen, Listerien, Staphylokokken, Streptokokken, *Pseudomonas* und *Proteus*. Weil die Senföle im Dünndarm vollständig resorbiert werden, konnte bisher weder eine Entstehung resistenter Keime noch eine Schädigung der körpereigenen Darmflora beobachtet werden. Da die scharfen Senföle auch Hefe- und Sprosspilze wie den stark verbreiteten *Candida albicans* hemmen, sind Kapuzinerkresse-Zubereitungen beim Wiederaufbau einer gesunden Darm- oder Vaginalflora fast schon ein Muss. Die rote Blütenfarbe zeigt nicht nur eine Sympathie zu Entzündungen, sondern auch den feurigen Charakter der antimikrobiellen Heilpflanze. Dann bringt sie Licht und Wärme in das feuchte und dunkle Milieu und entzieht so den Mykosen die Lebensgrundlage.

Bitte beachten

Da die Glucosinolate hitzeempfindlich sind, haben sich Teezubereitungen nicht bewährt. Zu viele frische Blätter sollte man jedoch nicht verzehren, da sie die Magenschleimhaut oder die empfindlichen Nieren reizen können. Bei vorgeschädigten Nieren oder während der Schwangerschaft nur in kleinen Mengen einnehmen.

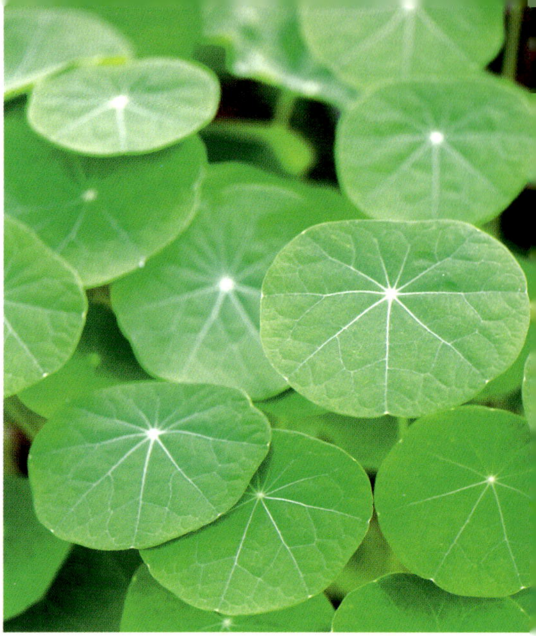

Die typische Blattform wirkt wie ein Schutzschild.

Auch die schildförmige Blattform symbolisiert den Schutz vor Angriffen. Sie ist eher ungewöhnlich für Landpflanzen und findet sich oft bei Wasserpflanzen, wie beispielsweise der Seerose. Ihr Lotuseffekt sorgt dafür, dass sich Wasser zu Perlen formt, über die Blätter hinwegkugelt und den dort angesammelten Staub und Sporen mitnimmt. Und genauso glatt sollten die Organe des Urogenitaltrakts sein. Harnleiter, Harnblase und Harnröhre werden ständig durchspült, mal mit saurem oder basischem, wässrigem oder stark konzentriertem Urin. Wenn diese Organe eine glatte Schleimhautoberfläche haben, finden Bakterien, Sporen und Pilze keine Grundlage, sich anzuheften. Die Vorliebe, sich an kleinen Bächen anzusiedeln, zeigt die harntreibende Wirkung der Kapuzinerkresse.
Wegen ihrer orangefarbenen Blüten fördert Kapuzinerkresse auf emotionaler Ebene die Lebensfreude und Fröhlichkeit und bringt Energie jenen Menschen, denen es an Ausgelassenheit und Lebens-

freude fehlt. Gehören Sie dazu, dann sollten Sie die feinstofflichen Spagyrik-Essenzen wählen.

WERTGEBENDE INHALTSSTOFFE

Senfölglykoside im Kraut und vor allem den Samen, reichlich Vitamin C, Flavonoide, Carotinoide in den Blüten, Oxalsäure, Mineralien (Kalium, Magnesium, Eisen)

WIRKSPEKTRUM AUF EINEN BLICK

- Durch den antibiotischen Effekt bei Infektionen der Atemwege (Bronchitis, Sinusitis) und der ableitenden Harnwege, wie etwa einer bakteriellen Blasenentzündung.
- Antimykotisch, deshalb gut geeignet bei einer Neigung zu *Candida*-Befall des Darms oder der Vaginalschleimhäute.
- Harntreibend.
- Wegen des hohen Vitamin-C-Gehalts als stärkendes Mittel für das Immunsystem und bei akuten grippalen Infekten.

SAMMELTIPPS

Die stärkste antibiotische Wirkung haben junge Blätter. Die Blüten eignen sich als Dekoration für Salate und Desserts, die Blütenknospen lassen sich wie Kapern einlegen.

Pflanzenzubereitungen

KAPUZINERKRESSETINKTUR

Für die Behandlung von Harnwegsinfekten und bei Erkrankungen der Atemwege

1 Handvoll zerkleinerte Blätter und Blüten mit Doppelkorn im Verhältnis 1 zu 10 ansetzen und etwa 2 Wochen an einem hellen Platz ausziehen lassen. Danach absieben und in Braunglasflaschen umfüllen. Bei akutem Geschehen drei- bis fünfmal täglich 30–50 Tropfen einnehmen, bei chronischen Beschwerden die Dosis um die Hälfte reduzieren.

KAPUZINERKRESSE IN DER KÜCHE

Zur Steigerung der Abwehrkräfte

Verwenden Sie regelmäßig Blätter und Blüten in der Küche, im Salat sorgen diese für eine würzige Note. Ein therapeutischer Effekt ist ab dem Verzehr von etwa 40 g täglich zu erwarten.

SPAGYRISCHE ESSENZ TROPAEOLUM MAJUS

Stärkt Harnwege und Darmflora

Darüber hinaus erfrischt und belebt *Tropaeolum-majus*-Essenz Menschen, denen es an Ausgelassenheit und Lebensfreude fehlt. Dreimal täglich 5–10 Tropfen in etwas Wasser oder unverdünnt einnehmen.

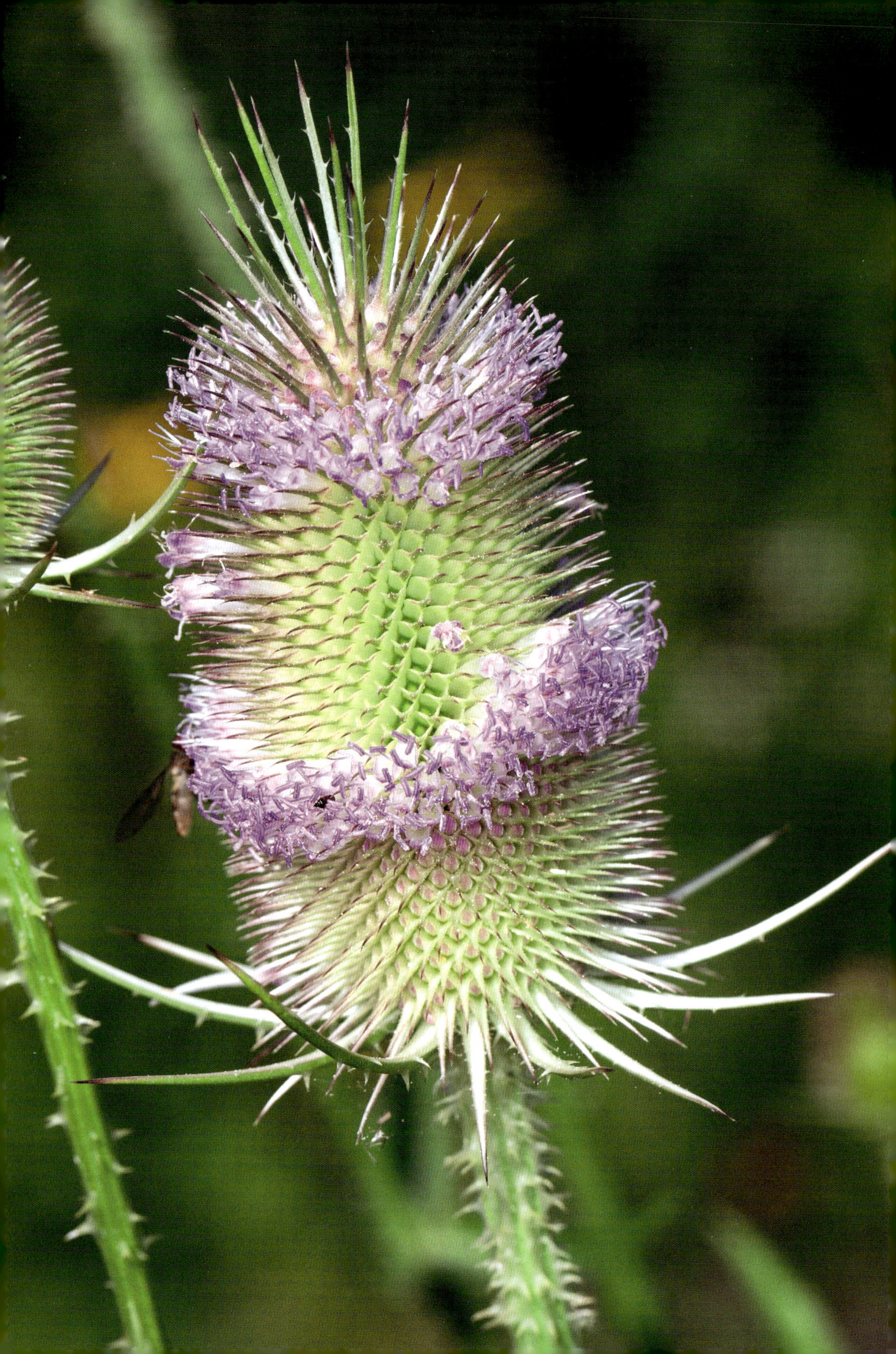

Wandernde Röte am Blütenköpfchen

Karde

Dipsacus sylvestris

KLEINE PFLANZENKUNDE

An Wegrändern, Dämmen oder auf Brachland begegnet uns manchmal die Wilde Karde. Obwohl Stängel, Blätter und Blüten mit Stacheln besetzt sind und an eine Distel erinnern, gehört sie zur Gattung der Karden. Die zweijährige krautige Pflanze kann bis zu 2 m Höhe erreichen und ist in Europa bis Westasien vorzugsweise an sonnigen Plätzen zu Hause.
Im ersten Jahr bildet sie eine bodennahe Blattrosette mit gezähnten Blättern; im zweiten Jahr schießt sie mit hohlen Stängeln in die Höhe und zeigt von Juni bis September ihre Blüten. Der walzen- oder eiförmige Blütenstand ist von stacheligen, bogig aufsteigenden Hüllblättern umgeben. Die rötlich-violetten Einzelblüten bestehen aus röhrig verwachsenen Kronblättern. Die Blüten der Köpfchenmitte öffnen sich zuerst. Danach wandert die Zone der geöffneten Blüten gleichmäßig nach oben und unten, woraus sich zwei Ringe offener Blüten ergeben. Aus den Blüten entstehen dunkle Nussfrüchte mit Samen. Auffällig sind auch die großen Kardenwurzeln von gelblich-weißer Farbe und die am Stängel verwachsenen Blätter, die ein kleines Becken bilden, in dem sich Regenwasser und Tau sammeln.

Die typische Abfolge des Öffnens der Röhrenblüten wird als Analogie zur Wanderröte gesehen.

VOLKSNAMEN UND NAMENSDEUTUNG

DRAHTBÜRSTE, IMMERDURST, KARDENDISTEL, KRATZKOPF, RAUKARDE, WALDKARDE, WEBERKARDE, WEBERDISTEL, VENUSBAD

Dipsacus ist abgeleitet vom griechischen *dipsáo* (= ich dürste). Durch Verwachsung der gegenständigen Blätter entstehen kleine Wasserbecken, die „Venusbecken“. Im Mittelalter nutzten Frauen dieses Wasser für kosmetische Zwecke. Die Wilde Karde mit dem Artepithet *sylvestris* (= wild wachsend) unterscheidet sich von der Weberkarde mit dem Zusatz *sativus* (= angebaut, gepflanzt). Der deutsche Name Karde ist dem lateinischen *carduus* (= Distel) entlehnt. Über die Jahrhunderte wurde die Karde auch in den Gärten gepflanzt, um sie den Webern zu verkaufen, denn mit den getrockneten und hartstacheligen Blütenköpfen kämmten die Tuchmacher ihre Wolle.

Bitte beachten

Die Borrelioseerkrankung ist derzeit Gegenstand kontroverser Diskussionen. Unzählige Fachleute betrachten die Erkrankung und die bestmögliche Therapie aus den verschiedensten Blickwinkeln. Doch jeder Mensch muss den für ihn richtigen und individuellen Weg zur Therapie und Heilung finden. Während wissenschaftliche Auswertungen bisher noch keine überzeugenden Ergebnisse für die Behandlung der Borreliose mit der Karde liefern konnten, sprechen doch viele Erfahrungsberichte dafür.

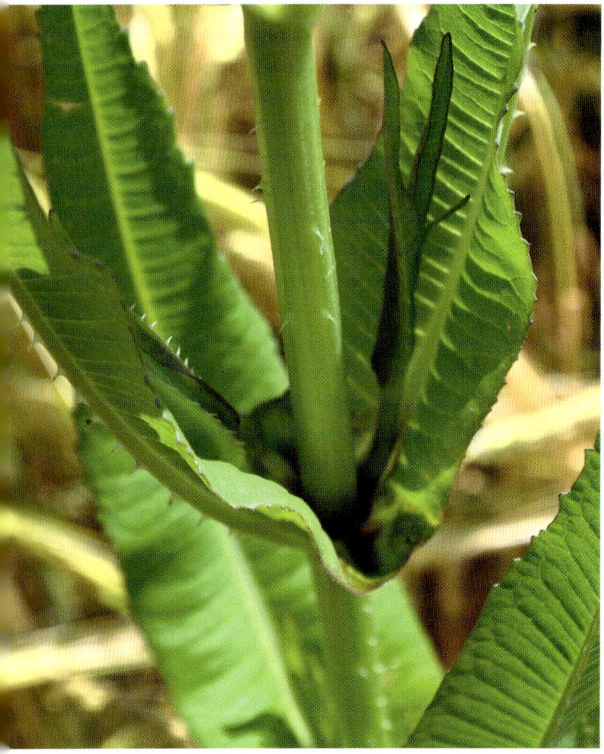

Das „Venusbecken" gibt einen Hinweis auf die harntreibende Wirkung.

WESEN UND SIGNATUREN DER SINNE

Schutz gegen Bedrohungen aller Art, Unnahbarkeit, Reinigung und Mut

Die mächtige Karde zeigt sich zunächst wie eine Distel und hält schon deshalb auf Abstand. Ihr stacheliges Kleid fungiert als Schutzschild und ist eine Abwehrhaltung gegen Bedrohungen aller Art – erscheint aber nicht so aggressiv wie das der Disteln, denn ihre Blütenstacheln sind zumindest während der Vegetationszeit biegsam und weich. Unterstrichen wird dieses Bild von ihrer aufrechten Gestalt, die Mut und Willensstärke vermittelt. Ihre große Reinigungskraft erhält die kraftvolle Wurzel vor allem durch die enthaltenen Bitterstoffe.
Die Blütenköpfe der Karde besitzen eine auffällige Signatur, die gleich mehrere Analogien zur Borrelioseerkrankung zeigt. Eines der ersten Symptome dieser Infektionskrankheit ist das *Erythema migrans*, die sogenannte Wanderröte. Ausgelöst wird Borreliose durch den Biss infizierter Zecken, die diese mit dem Speichel übertragen. Sowohl die ins rötlich ziehende Blütenfarbe als auch die Folge des Abblühens der kleinen Röhrenblüten von der Mitte gleichzeitig nach oben und unten, wird als überzeugendes Abbild der wandernden Röte angesehen.
Schauen Sie sich einmal die Form einer vollgesaugten Zecke an, die sich festgebissen hat. Den Kopf sehen Sie nicht, denn er steckt im Wirt. Nur noch der dicke Leib und die Beinchen schauen heraus. Sie erkennen schnell in den eiförmigen Blütenköpfchen die Ähnlichkeit

mit dem Zeckenleib und in den hakig gekrümmten Blütentragblättern die vielen Beinchen.
Einige sehen in den gegenständig verwachsenen Blättern, in denen sich gerne Regenwasser sammelt (weshalb sie auch als Venusbad oder Venusbecken bezeichnet wird), einen Bezug zur Niere. Das sensible Entgiftungsorgan ist zuständig für die Entsorgung aller wasserlöslichen Toxine und schützt so den Körper vor chronischen Vergiftungen und Leistungsverlust. Die harntreibenden Eigenschaften der Kardenwurzel sind unbestritten.

WERTGEBENDE INHALTSSTOFFE

Iridoide, Saponine, Kaffeesäurederviate, Glykoside (Scabiosid), Kalisalze, Bitterstoffe, Tannin, Inulin

WIRKSPEKTRUM AUF EINEN BLICK

- Alkoholische Auszüge der Wurzel eignen sich zur begleitenden Therapie einer Borrelioseerkrankung.
- Wegen ihrer harn- und galletreibenden sowie der blutreinigenden Wirkung wird die Tinktur traditionell auch bei rheumatischen Erkrankungen wie Gicht oder Arthritis, bei Gallenleiden und einer schlechten Verdauungsfunktion verwendet.

SAMMELTIPP

Im Herbst, am Ende des ersten Vegetationsjahres, in dem sich nur eine Blattrosette am Boden zeigt, wird die Wurzel geerntet.

Pflanzenzubereitungen

KARDENTINKTUR

Wirkt reinigend und entgiftend

Die Wurzel säubern, klein hacken, in ein Schraubglas geben und mit 40%igem Alkohol (Kornbrand) übergießen. Den Ansatz 3 Wochen ausziehen lassen, abseihen und in Braunglasflaschen abfüllen. Die Dosierungsempfehlungen reichen von dreimal täglich 3 Tropfen bis dreimal täglich 1 EL in etwas Wasser gelöst. Die individuelle Dosierung und Einnahmedauer muss durch Therapeut und Patient gefunden werden.

HOMÖOPATHISCHE ZUBEREITUNG VON DIPSACUS SYLVESTRIS (FULLONUM)

Zur begleitenden Therapie bei einer Borrelioseerkrankung

Wenngleich die homöopathische Arzneimittelprüfung noch nicht vollständig ist, gibt es doch Hinweise auf eine positive Wirkung bei Symptomen, die der Borrelioseerkrankung entsprechen. Dazu zählen neurologische Beschwerden, Übersäuerung, Gelenksentzündungen, Überreizung, innerliche Aggression und chronische Erschöpfungszustände und als Folge der Überlastung des Körpers mit Toxinen auch Hauterkrankungen.

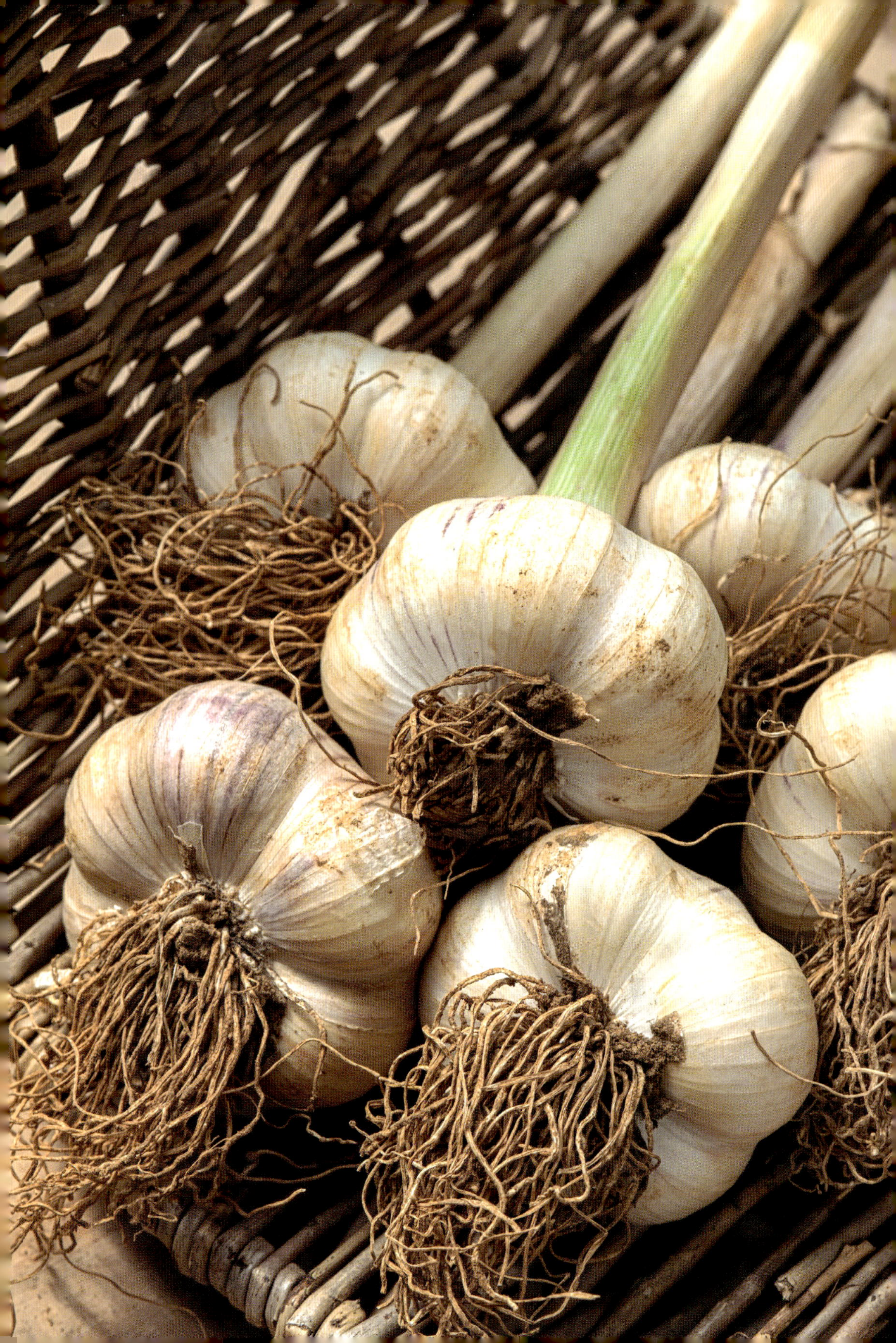

Schutz vor Dämonen aller Art

Knoblauch

Allium sativum

KLEINE PFLANZENKUNDE

Das Lauchgewächs mit dem durchdringenden Geruch stammt vermutlich aus den warmen Gebieten Innerasiens – einer Region, in der die Menschen länger leben als anderswo. Knoblauch ist eine uralte Kulturpflanze und wächst etwa 1 m in die Höhe. Die mehrjährige Zwiebel besteht aus einem Stamm, umgeben von einem Kranz mit bis zu 15 Nebenzwiebeln, die in pergamentartige, weiße bis violette Häute eingeschlossen sind. Aus der Zwiebel treiben im Frühjahr flache, graugrüne Blätter. Vor dem Erblühen im Juli oder August windet sich der hohle Stängel schlängelnd. Er trägt den kugeligen Blütenstand mit dem schnabelartig zugespitzen Hüllblatt. Neben den sechszähligen, grünlich-weißen Blüten bilden manche Sorten gleich Brutzwiebeln aus. Sie dienen der Vermehrung und können im Folgejahr gesetzt werden.

Sein beißend scharfer Geschmack sorgt für eine gute Durchblutung in allen Geweben.

VOLKSNAMEN UND NAMENSDEUTUNG

BAUERNTHERIAK, GRUSERICH, KNOBLOCH, KNOFEL, WINDWURZEL, ZWIEBELSTINKER

Die Herkunft der botanischen Bezeichnung *Allium* ist ungeklärt; möglich wäre eine Verbindung zu dem lateinischen *olere* (= riechen). Mit dem Artepithet *sativus* (= angebaut, gesät) outet er sich als reine Kulturpflanze. Knoblauch ist eine in Zehen gespaltene Zwiebel. Aus dem Althochdeutschen *clobo* (= Klaue, gespaltener Kloben) hat sich die heute gängige Bezeichnung entwickelt.

WESEN UND SIGNATUREN DER SINNE

SCHUTZ, VITALITÄT, STROTZENDE POTENZ, WÄRME

Um das Wesen des Knoblauchs zu erfassen, brauchen wir nur einmal einen Blick zurück in die alten Bücher werfen. Der Renaissancebotaniker Otto Brunfels gilt als einer der „Väter der Botanik". Er bezeichnete den Knoblauch als warm und trocken und nennt ihn „bauren Thyriack" (= Bauerntheriak). Knoblauch gilt seit Jahrhunderten bis heute als preiswertes Universalheilmittel gegen alle mögli-

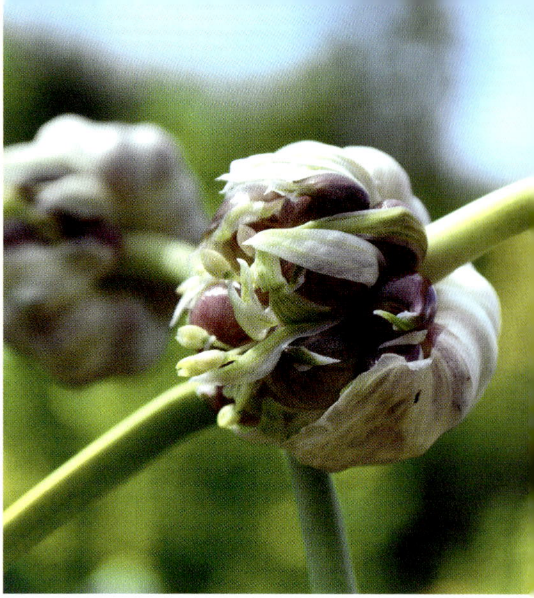

Knoblauch gilt als potenzförderndes Mittel. Seine Nachkommen zeigt er uns schon im Blütenstand.

chen Krankheiten und schützt vor Infekten („widerstat dem gyfft"). Auch verleiht er Vitalität und Potenz („macht lust zu den Eelichen wercken"), wie sein Kollege Leonhart Fuchs bemerkte.

Knoblauchdünste schlagen bekanntlich selbst Vampire in die Flucht. In alten Zeiten galt Knoblauch als dämonenabwehrendes Mittel. Dämonen waren oft für „angezauberte" Krankheiten verantwortlich, die nicht durch Verletzung von außen entstanden sind. Kleinste Mikroorganismen sind nicht mit dem bloßen Auge zu sehen – wer anderes als Dämonen sollte die Krankheit gebracht haben? Diese Portion Aberglaube lässt sich jedoch durch die Wissenschaft erklären. Während die frische unzerstörte Knoblauchzehe geruchslos ist, entsteht durch Schneiden, Kauen oder Zerquetschen das intensive Schwefelaroma mit dem Wirkstoff Allicin. Zahlreiche Studien belegen ein hemmendes Wachstum für zum Teil multiresistente Bakterien, verschiedene Viren und Pilze.

Gleich mehrere Signaturen deuten auf sein hitziges Wesen hin. Er liebt warme Standorte und sein brennender und scharf-beißender Geschmack macht im wahrsten Sinne des Wortes hitzig. Dadurch sorgt er für eine gute Sekretion der Verdauungsdrüsen, für eine gesteigerte Durchblutung der Organe einschließlich der Fortpflanzungsorgane, erweitert die Gefäße und treibt dadurch auch den Harn. In Rom war er wegen seiner liebesreizenden Wirkung bekannt. Man wusste auch um die desinfizierende

Bitte beachten

Wenn Sie ohnehin zu viel geballte und hitzige Energie im Körper haben, die Bluthochdruck hervorruft, sollten Sie mit Knoblauch vorsichtig sein. Die scharfe Knolle kann eine Reizung der Magenschleimhaut hervorrufen. Wegen ihrer blutverdünnenden Eigenschaften sollte auch keine therapeutische Einnahme vor chirurgischen Eingriffen erfolgen. Zudem kann bei gleichzeitiger Einnahme von gerinnungshemmenden Medikamenten die Blutgerinnungszeit verlängert sein. Einige Medikamente (Saquinavir und andere Proteasehemmer) werden in ihrer Wirkung vermindert. Hitze inaktiviert Allicin, daher hat erhitzter Knoblauch eine geringere Wirkungskraft.

und stärkende Wirkung, weshalb man ihn großzügig den Legionären und Soldaten vorsetzte. Unterstützt wird diese Signatur von seiner „Gefäßsignatur". Wie einige Blutgefäße windet sich die hohle Röhre der Stängel schlaufenförmig und das geschnäbelte Blütenblatt kann symbolisch als Dolch betrachtet werden, das verengte Gefäße weitet.

WERTGEBENDE INHALTSSTOFFE

Kohlenhydrate, Ballaststoffe, Mineralien, Vitamine, Lauchöle mit Alliin, Allicin und Allinase.

WIRKSPEKTRUM AUF EINEN BLICK

- Als Prophylaxe und Therapeutikum bei erhöhten Blutfettwerten, verengten Blutgefäßen wie Bluthochdruck und Arteriosklerose.
- Pflanzliches Antibiotikum, das zugleich antiviral, pilzfeindlich und gegen Parasiten wirkt. Am besten wirkt Knoblauch bei Infektionen der Därme und Atemwege, gleichzeitig bei Pilzbefall mit *Candida albicans.*
- Appetitanregend, krampflösend, leberschonend, gallefördernd, immunstimulierend und tumorhemmend.

SAMMELTIPPS

Bevorzugen Sie zu Heilzwecken und in der Küche Knoblauch aus biologischem Anbau. Dieser enthält wesentlich mehr antimikrobielle Wirkstoffe als die meist bestrahlte Handelsware aus konventionellem Anbau.

Pflanzenzubereitungen

KNOBLAUCHTINKTUR

Zum Schutz der Gefässe und zur Immunsteigerung

1 Handvoll biologisch angebauten Knoblauch schälen, klein hacken und in einem ausgekochten Schraubglas mit hochprozentigem Alkohol im Verhältnis 1 zu 5 übergießen. Den Ansatz 2 Wochen an einem warmen Ort ruhen lassen. Dann die festen Bestandteile absieben und die Lösung in Braunglasflaschen umfüllen. Von der Tinktur dreimal täglich 20–25 Tropfen gelöst in etwas Wasser einnehmen.

KNOBLAUCHBROT

Als Aphrodisiakum, pflanzliches Antibiotikum und zur Regulierung der Darmflora

Um therapeutisch wirksam zu sein, darf Knoblauch nicht zu sparsam verwendet werden. Drei bis vier rohe Knoblauchzehen sollten Sie täglich verbrauchen. Rösten Sie zwei Scheiben Vollkorntoast und bestreichen Sie diese mit Butter. Die Brotscheiben mit je zwei zerdrückten Knoblauchzehen belegen; wahlweise zusätzlich gehackte Petersilie darüberstreuen. Das mindert etwas den Knoblauchgeruch.

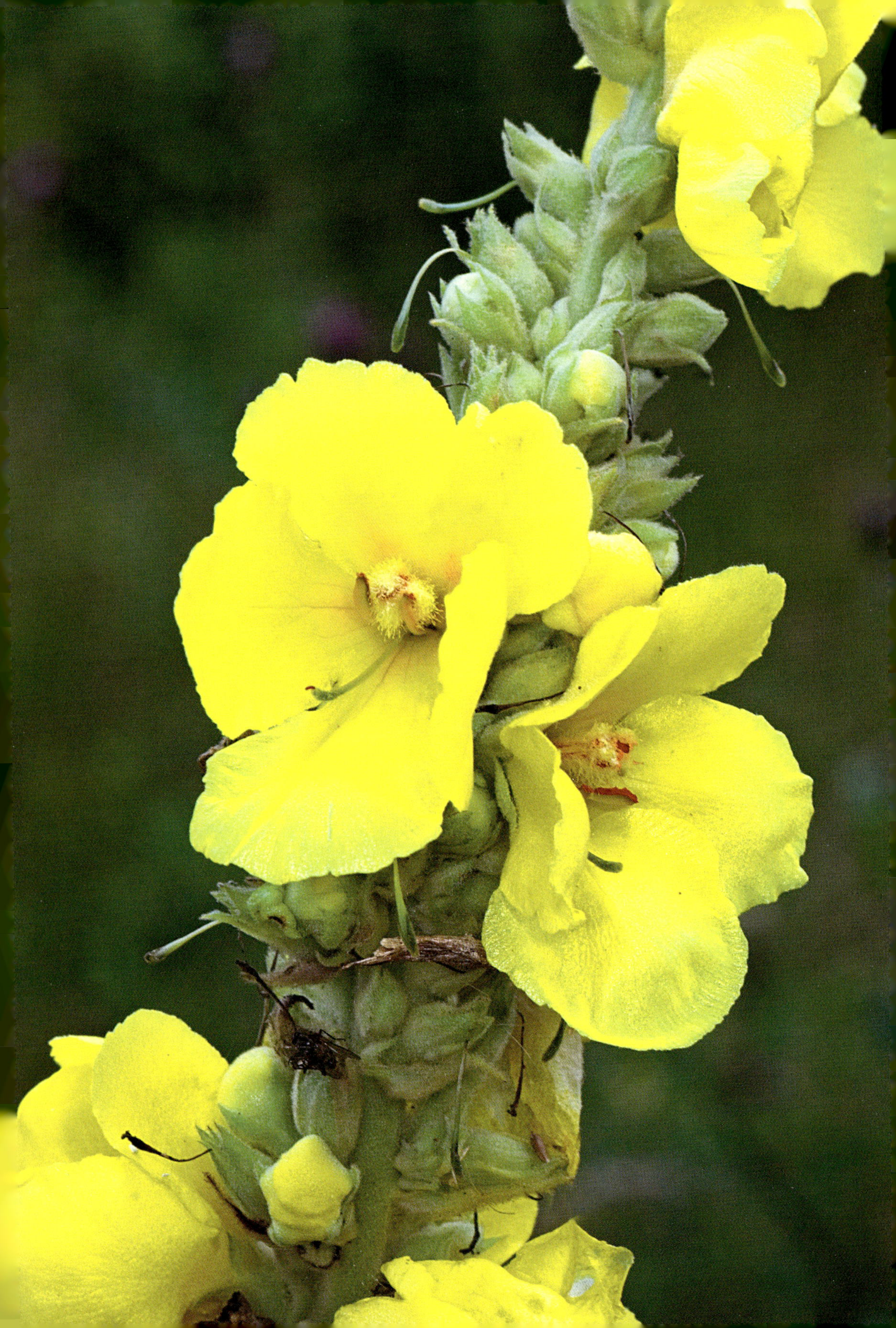

Majestätischer Heiler bei trockenem Husten

Königskerze

Verbascum densiflorum

KLEINE PFLANZENKUNDE

Kerzengerade, majestätisch und alle anderen Pflanzen hoch überragend präsentiert sich in den Sommermonaten die Königskerze. Wegen ihrer stattlichen Größe und der leuchtend gelben Blüten macht sie sich schon von Weitem bemerkbar. Das zweijährige Braunwurzgewächs findet man in ganz Europa bis Kleinasien mit Vorliebe auf Brachland, trockenen Wiesen oder Bahndämmen, vor allem an sonnigen Standorten und auf trockenen Böden. Zunächst beginnt sein Wachstum ganz bescheiden. Im ersten Jahr bildet sich am Boden eine Blattrosette mit dichtfilzig behaarten Blättern. Erst im zweiten Jahr treibt die Königskerze einen blütentragenden Stängel, der an günstigen Standorten riesige Ausmaße von bis zu 2 m erreichen kann. Die Laubblätter sind groß, länglich-eiförmig, stehen wechselständig und laufen am Stängel herab. Blütezeit ist von Juli bis September. Der Blütenstand ist eine kräftige, aufrechte Scheinähre mit sonnengelben, bis zu 5 cm großen Blüten mit je fünf Kronblättern. In den Sommermonaten öffnen sie sich von unten nach oben ab etwa 9 Uhr morgens und locken dann Schwärme von Bienen und Hummeln an.

Die sonnengelben Blüten lindern nicht nur den Husten, sondern haben auch stimmungsaufhellende Eigenschaften.

VOLKSNAMEN UND NAMENSDEUTUNG

DONNERKERZE, FACKELKRAUT, HIMMELBRAND, JOHANNISKERZE, KERZENKRAUT, MARIENKERZE, WETTERKERZE, WOLLBLUME, WOLLKRAUT

Die wollig-samtigen Blätter und die „bärtigen“ Staubgefäße der Königskerze erklären die Volksnamen Wollblume oder Wollkraut von selbst. Diese Eigenschaft spiegelt sich auch im Gattungsnamen *Verbascum* wider, der aus *barbascum* (= bärtig) abgeleitet wurde. Das Artepithet *densiflorum* ist lateinischen Ursprungs und bedeutet „dichtblütig“.

WESEN UND SIGNATUREN DER SINNE

AUFRICHTIGKEIT, WÜRDE, BERUHIGUNG, KÜHLE, BEFEUCHTUNG

Mit ihren schönen fackelartigen Blütenständen und ihrer alles überragenden Wuchsform untersteht die Königskerze dem größten Planeten des Sonnensys-

tems, dem Jupiter. Ihre majestätische Gestalt und ihr kerzengerades Wachstum kann mit dem Symbol der Königswürde, dem Zepter, verglichen werden, mit dem auch oft die Gottesmutter Maria dargestellt wird. Sie steht für Würde, Aufrichtigkeit und ist eine Lichtträgerin der Nacht. Das eine derart stattliche Pflanze mit sonnengelben Blüten uns aufrichtet oder antidepressiv und stimmungsaufhellend wirkt, wie es die Wissenschaft bezeichnet, mag nicht verwundern. Auf der seelischen Ebene wirken die sonnenhaften Blüten erhellend und unterstützen unsere vollkommene, individuelle und kraftvolle Seite. Die Sonne steht für die Selbstverwirklichung. Sie ist das Symbol der Lebensspenderin und der Fruchtbarkeit, da ohne sie kein Leben möglich wäre. Somit gelten Königskerzen auch als Symbol für ein langes Leben.
Die weißfilzig behaarten Blätter der Wollblume schützen die Pflanze vor Austrocknung und lassen an das dichte Flimmerepithel der Atemwege denken. Königskerzen bevorzugen sonnige Standorte und können die Trockenheit und Hitze des Sommers gut überstehen. Und doch ist ihr Mark saftig und sie machen einen fleischigen Eindruck. Ihr Blütenduft ist zart und angenehm honigartig, der

Bitte beachten

Eigentliche Gegenanzeigen, Neben- und Wechselwirkungen sind nicht bekannt. Empfindliche Menschen können bei Hautkontakt mit allergischen Hauterscheinungen reagieren.

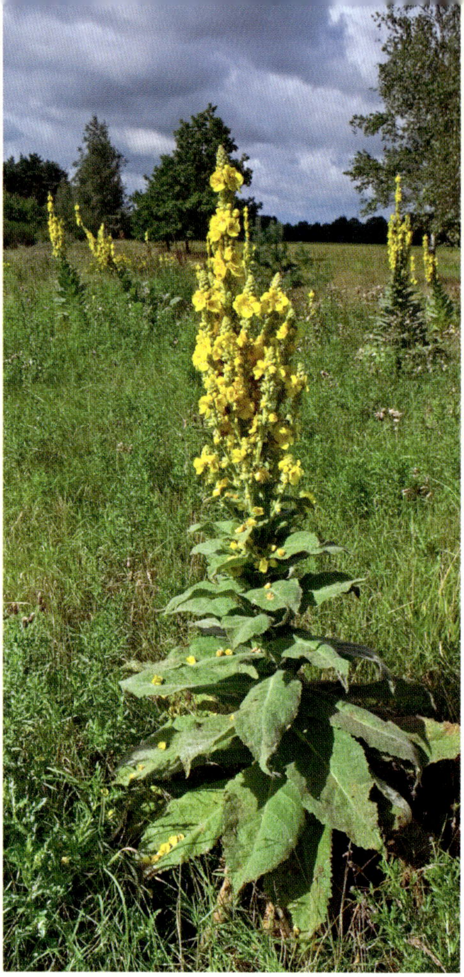

Majestätisch wirkt die stattliche Königskerze.

Geschmack süßlich und schleimig, was durch den hohen Gehalt an Schleimstoffen bedingt ist. Diese umhüllen und kühlen entzündete Schleimhäute und haben reizlindernde Effekte.
All diese Signaturen deuten auf ein Heilkraut hin, das die heißen und entzündeten Krankheiten der Atemwege heilen kann. Gleich mehrere Königskerzen-Arten dienen als bewährtes Heilmittel bei Husten, Heiserkeit und Bronchitis. Vor allem harter und trockener Husten, der durch trockene und staubige Luft, Autoabgase, Zigarettenrauch oder Ozonsmog verursacht wurde, spricht gut auf die Behandlung mit den Blüten sowohl bei Kindern

als auch Erwachsenen an. Wegen der reizlindernden Effekte helfen Einreibungen mit dem Ölauszug auch bei Juckreiz; Neuralgien, Wunden und Furunkel heilen schneller.

WERTGEBENDE INHALTSSTOFFE

Schleimstoffe, Flavonoide (Rutin und Hesperidin), Iridoide, Saponine, Phenolcarbonsäuren, Sterole, Invertzucker, wenig ätherische Öle

WIRKSPEKTRUM AUF EINEN BLICK

> Innere Anwendung: Bei Bronchitis, trockenem Husten mit Halskratzen, Asthma, Reizhusten, Heiserkeit bis zum Stimmverlust, Kehlkopfkatarrh, Räuspern und depressiven Verstimmungen.
> Äußere Anwendung: Als Teilbad bei Juckreiz, Hauterkrankungen, Ekzemen und rheumatischen Beschwerden, als Gurgelmittel bei Entzündungen im Mund- und Rachenraum und bei Halsschmerzen oder als reizlindernde Einreibung.

SAMMELTIPPS

Gesammelt werden die voll entfalteten Blütenkronen mit den aufsitzenden Staubblättern an trockenen Tagen im Juli und August. Sofort nach dem Ernten in dünnen Lagen ausbreiten und an einem luftigen, schattigen Ort trocknen. Bei unsachgemäßer Lagerung verfärben sich die getrockneten Blüten leicht und setzen Schimmel an; dann dürfen sie nicht mehr verwendet werden.

Pflanzenzubereitungen

KÖNIGSKERZENBLÜTENTEE

Bei Erkrankungen der Atemorgane und depressiven Verstimmungen

1–2 TL fein geschnittene Blüten mit 1 Tasse kochendem Wasser übergießen. Nach 10–15 Minuten durch ein feines Sieb abseihen, da die filzigen Staubfäden der Blüten den Hustenreiz verstärken können. Zwei- bis dreimal täglich 1 Tasse trinken. Ein stärkerer Aufguss mit 2 EL Blüten wird für äußere Anwendungen als Teilbad bei Hauterkrankungen oder als Gurgellösung im Mund- und Rachenraum gebraucht.

ÖLAUSZUG DER BLÜTEN

Als reizlindernde Einreibung

1 Handvoll frische Blüten in eine Flasche mit Schraubverschluss geben, mit etwa 100 ml kaltgepresstem Olivenöl übergießen und gut verschlossen an eine warme, sonnige Fensterbank stellen. Nach etwa 2–4 Wochen das Öl durch ein sauberes Leintuch abseihen und in Braunglasflaschen abfüllen.

BLÜTENBUTTER

Ein feiner und gesunder Genuss

1 Handvoll frisch gesammelter Blüten mit weicher Butter vermengt ergibt einen farbigen und wohlschmeckenden Brotaufstrich, der gleichzeitig die trockenen Atemwege befeuchtet.

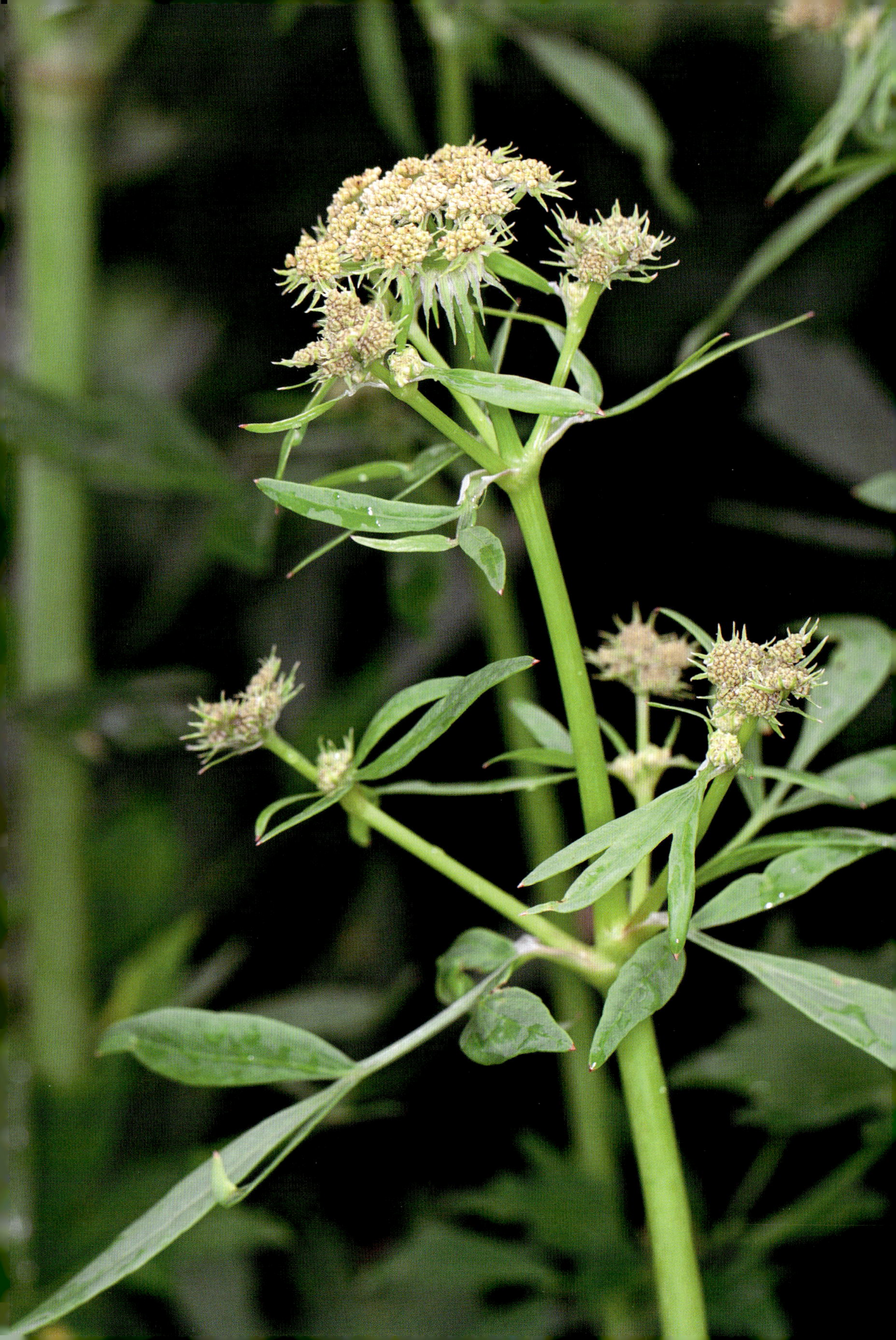

Vom Luststock zum Maggikraut

Liebstöckel

Levisticum officinale

KLEINE PFLANZENKUNDE

Im Kräuterbeet fällt Liebstöckel durch seine mannshohe Größe auf. Das Doldengewächs wuchert auch ordentlich in die Breite. Doch so stattlich wächst es nur an sonnigen bis halbschattigen Standorten mit feuchtem und nahrhaftem Boden. Dann holt es mit seinem kräftigen und verzweigten Wurzelstock reichlich Nährstoffe aus dem Boden. Liebstöckel ist zwar eine klassische Gewürzpflanze alter Bauerngärten, stammt aber aus dem südwestlichen Asien.
Im Frühjahr treiben zunächst rötliche Sprosse, die sich schnell grün färben. Fast kann man zuschauen, wie schnell sich die Triebe zu einem großen Busch entwickeln. Die Blätter wachsen an aufrechten, runden und hohlen Stängeln, sind gefiedert, von glänzend dunkelgrüner Farbe und erinnern an jene von Sellerie. Erst ab dem zweiten Vegetationsjahr kommt es in den Sommermonaten zur Blüte. Die kleinen gelben Blüten sitzen an den typischen Dolden und locken zahlreiche Insekten an. Nach der Befruchtung entwickeln sich daraus gerippte Spaltfrüchte. Allen Pflanzenteilen entströmt der typisch maggiartige Duft.

Allen Pflanzenteilen entströmt ein intensiver und stimulierender Duftstoff.

VOLKSNAMEN UND NAMENSDEUTUNG

BADKRAUT, GEBÄRMUTTERWURZEL, GICHTSTOCK, LEBENSSTOCK, NEUNSTÖCKEL, LIEBSTOCK, LÜPPSTÖCKEL, LUSTSTOCK, MAGGIKRAUT, SUPPENLOB

Levisticum ist die lateinische Übertragung des griechischen *ligystigikón* und bezeichnet die vermeintliche Herkunft Ligurien im Nordwesten Italiens. Als gängige Heilpflanze bekam sie den Beinamen *officinale*. Ihr typisches Aroma ähnelt dem einer bekannten Würze. Sie wurde von Julius Maggi Ende des 19. Jahrhunderts kreiert – enthält jedoch trotz hartnäckiger Gerüchte kein Liebstöckel.

WESEN UND SIGNATUREN DER SINNE

ENTSTAUUNG, DURCHLÜFTUNG, DURCHWÄRMUNG, UNWIDERSTEHLICHE ANZIEHUNG

Nomen est omen, weiß der Volksmund. Das Kraut gilt als „Stöckel der Liebe“. Blättert man in den Kräuterbüchern des 16. Jahrhunderts findet man vielfach

Hinweise wie „hilft bei ehelichen Wercken“. Besonders Männer sollen von der aphrodisierenden Wirkung einen Nutzen ziehen. Einerseits durchwärmt es den ganzen Unterleib, und durch den harntreibenden Effekt reizt es die Harnröhre, andererseits wirkt die Wurzelzubereitung auf die Keimdrüsentätigkeit, indem es den Östrogen-Wachstumsreiz auf die Prostata blockiert. Bei Frauen lindern die pflanzlichen Hormone (β-Sitosterine) die typischen Wechseljahresbeschwerden. Liebstöckel hat die Eigenschaft, wieder alles zum Fließen zu bringen. Das gilt nicht nur für den Harn, wodurch Toxine ausgleitet werden, sich Wassereinlagerungen abbauen, Blasen- und Nierenerkrankungen, Rheuma und Gichtleiden

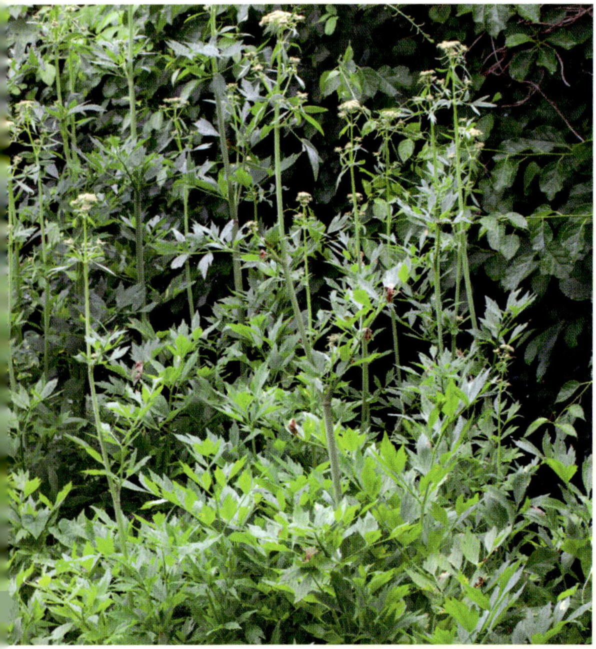

Schnell wächst Liebstöckel im Kräuterbeet zu einer mannshohen Staude heran.

Bitte beachten

Während der Schwangerschaft, bei entzündlichen Nierenerkrankungen oder eingeschränkter Nierenfunktion sowie bei Wassereinlagerungen infolge eingeschränkter Herz- und Nierenfunktion keine Zubereitungen aus Liebstöckel einnehmen. Der Kontakt mit der Pflanze bei gleichzeitiger Sonneneinstrahlung kann Hautreaktionen auslösen.

bessern. Vor allem bringt Liebstöckel eine zu schwache oder ausbleibende Menstruation ins Fließen, weshalb er in den 9 Monaten der Schwangerschaft nicht eingenommen werden sollte. Seine wärmenden, beruhigenden und entspannenden Eigenschaften sorgen dafür, dass sich Krämpfe in den Därmen und dem gesamten Unterleib lindern.

Das Doldengewächs hat einen kräftigen, hohlen Stängel. Dieser hat im menschlichen Körper eine Entsprechung zu den Atem- und Verdauungsorganen sowie der Harnröhre. In einigen Gegenden kennt man noch heute den Brauch, bei Verschleimung durch den röhrenförmigen Stängel warme Milch zu trinken. Das ist kein abwegiger Gedanke, da die ätherischen Öle schleimlösend wirken.

Doch auch der hormonartige Duftstoff spielt als Sexuallockstoff eine wichtige Rolle. Er gelangt über den Riechnerv in das limbische System, das für die Steuerung von Instinkten wie Sexualität zuständig ist. Im Mittelalter gab es die weit verbreitete Praxis, aus der frischen Wurzel Liebestränke zuzubereiten und die jungen Frauen badeten sich im Sud (daher der Name Badkraut), um mit dem Duft dem Auserwählten so richtig „einzuheizen“.

WERTGEBENDE INHALTSSTOFFE

Ätherisches Öl mit den geruchsbestimmenden Phthaliden, Furanocumarine im Kraut und der Frucht; Sterole (β-Sitosterin), Gerbstoffe, Bitterstoffe und Harze in der Wurzel, Vitamin C im Kraut

WIRKSPEKTRUM AUF EINEN BLICK

- Zur Durchspülungstherapie und Vorbeugung von Nierengrieß, bei entzündlichen Erkrankungen der ableitenden Harnwege.
- Durch die reinigende Wirkung auch bei rheumatischen Beschwerden und Gicht.
- Antimikrobiell und schleimlösend, wodurch das Abhusten bei Atemwegserkrankungen erleichtert wird.
- Krampflösend und durchblutungsfördernd, deshalb auch bei prämenstruellem Syndrom, Menstruationsschmerzen, Krämpfen im Verdauungstrakt, Aufstoßen und Völlegefühl.
- Leicht östrogen durch die pflanzlichen Hormone (β-Sitosterin).

SAMMELTIPPS

Zum Aromatisieren in der Küche junge Blätter im Frühjahr pflücken und trocknen. Der Herbst ist die richtige Zeit für die Ernte der Wurzel. Am besten die der dreijährigen Pflanzen graben, säubern, zerkleinern und bei etwa 35 °C trocknen. Ab dem Hochsommer verfärben sich die Fruchtstände braun. Diese dann bei trockenem Wetter ernten.

Pflanzenzubereitungen

WURZELTEE

Zur Entwässerung, bei Brustverschleimung und Blähungen

1 TL der zerkleinerten Liebstöckelwurzel mit 1 Tasse Wasser überbrühen, abdecken und 10 Minuten ziehen lassen. Davon 2–3 Tassen täglich trinken.

ÖLAUSZUG AUS DEN SAMEN

Zum Einreiben bei Krämpfen und Völlegefühl

1 Teil frisch angemörserte Samen mit 5 Teilen neutralem Öl übergießen, 14 Tage durchziehen lassen, danach die festen Bestandteile durch ein Teesieb heraustrennen. Das Öl in Braunglasflaschen abfüllen und bei Blähungen und kolikartigen Schmerzen zum Einreiben verwenden.

TINKTUR AUS DER WURZEL

Zur Hormonregulierung, für Frau und Mann

1 Teil gewaschene und zerkleinerte Wurzel mit 5 Teilen hochprozentigem Alkohol (Korn) 2 Wochen ansetzen. Wie den Ölauszug in Braunglasflaschen umfüllen. Bei Wechseljahresbeschwerden und gutartiger Prostatavergrößerung 3–10 Tropfen in etwas warmem Wasser lösen und schluckweise trinken.

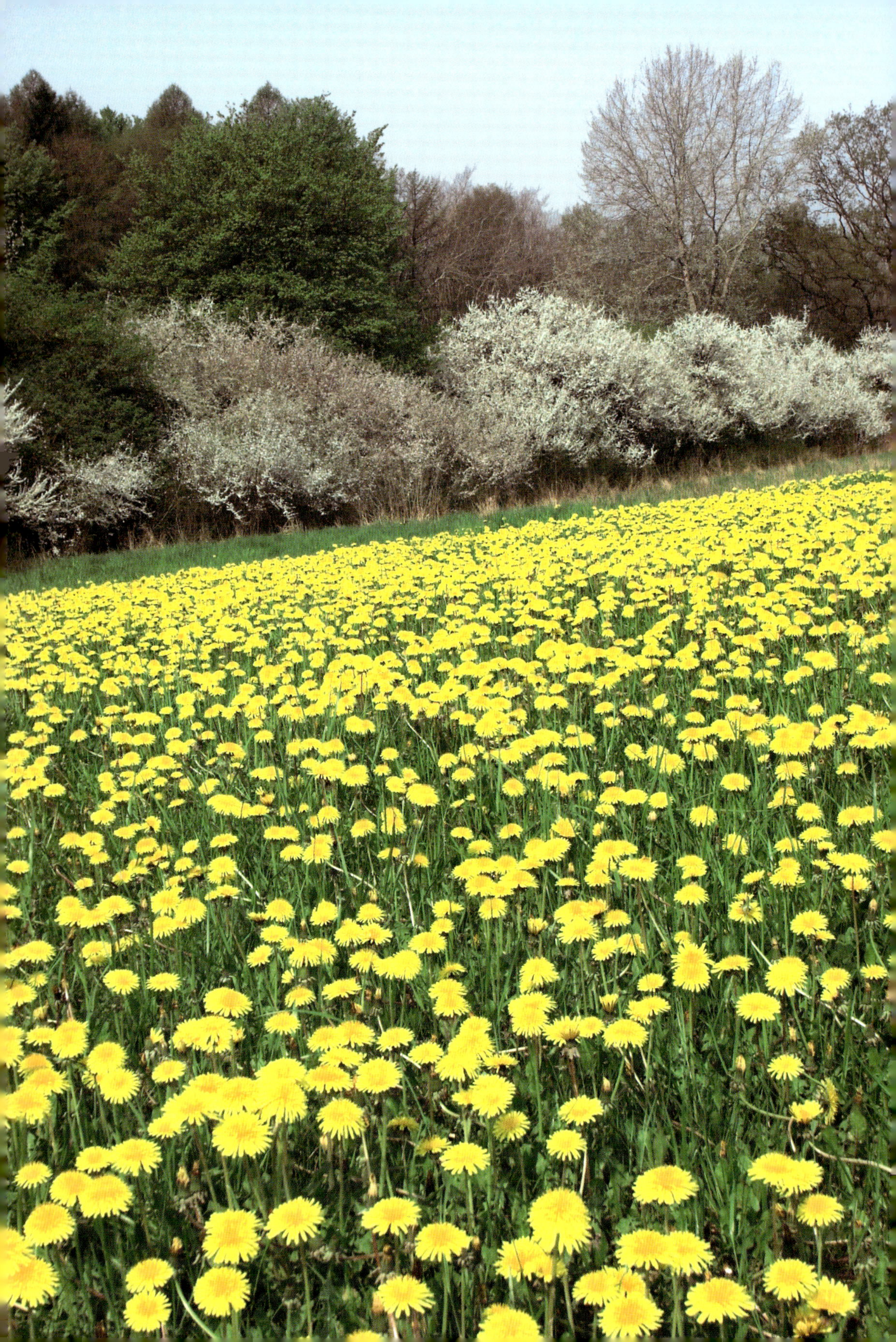

Bitteres Kräutlein wandelt die Verbitterung

Löwenzahn

Taraxacum officinale

KLEINE PFLANZENKUNDE

Löwenzahn ist eine der bekanntesten Heilpflanzen. Der Kosmopolit kommt mit fast allen Bedingungen der gemäßigten Zonen zurecht. Pfahlwurzeln mit bis zu 30 cm Länge, Blätter, die den Regen in die Mitte der Blattrosette leiten, und ein reichhaltiger Samen mit eingebauter Flugsicherung garantieren sein Überleben. Er liebt die fetten und stickstoffreichen Böden, die durch Jauchedünung in Menschennähe entstehen. Deshalb war er im Altertum wohl nicht so häufig verbreitet – zumindest findet sich nur wenig in den alten Schriften.
Ab April bis in den Mai und vereinzelt auch im Spätsommer verwandeln sich plötzlich grüne Wiesen in goldgelbe Felder. Die strahlend gelben Blütenköpfe bestehen allein aus Zungenblüten. Sie gleichen kleinen Sonnen und sitzen einköpfig am Ende eines hohlen Blütenstängels, der – wie die ganze Pflanze – einen weißen Milchsaft führt. Die reifen Fruchtstände formen sich zu silbrigen Kugeln aus feinen Haaren (sog. Pappus) und die Früchte werden mit dem Wind verbreitet. Diese „Fallschirmkonstruktion“ sorgt dafür, dass die länglichen Samen senkrecht auf der Erde landen und in kleinsten Erdspalten keimen können.

Löwenzahn wächst gerne auf überdüngten Fettwiesen und ist für den überernährten Menschen von Vorteil.

VOLKSNAMEN UND NAMENSDEUTUNG

Bettseicher, Lichtblom, Milchschenk, Mönchskopf, Pusteblume, Sonnenwirbel

Den deutschen Namen erhielt die Pflanze ihrer gezähnten Blätter wegen, die an das scharfe Gebiss des Löwen erinnern und je nach Boden, Klima und Licht von schmal bis tief eingeschnitten variieren. Daran erinnert auch der früher geläufige botanische Name *Leontodon* (griech. *leon* = Löwe und *odon* = Zahn). Heute finden wir Löwenzahn in den wissenschaftlichen Büchern unter *Taraxacum*. Ob es sich dabei um eine arabisch-persische Entlehnung handelt, ist unklar. Sicher ist jedoch, dass er als Heilmittel zur Anwendung kommt und in früheren Zeiten im Offizin, dem Verkaufsraum der Apotheke, gehandelt wurde, woraus sich das Artepithet *officinalis* erklärt.

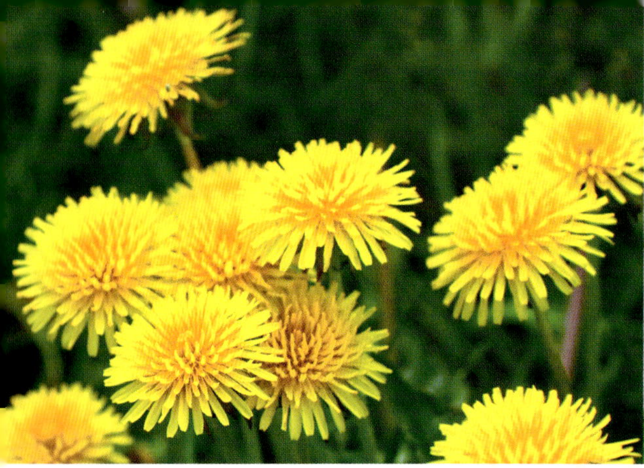

Die sonnenhaften Blüten vermitteln Kraft, Wärme und Vitalität.

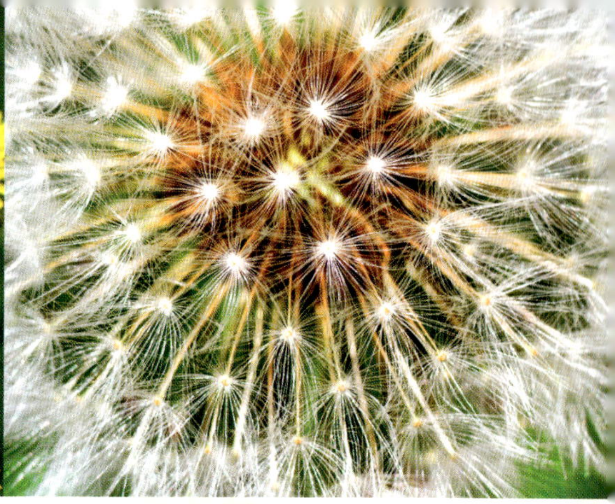

Mit einer ausgeklügelten Fortpflanzungsstrategie sichert er sein Überleben.

WESEN UND SIGNATUREN DER SINNE

Enorme Lebenskraft, Wandlung von Wut, Zorn und Verhärtung

Die enorme Wandlungsfähigkeit des Löwenzahns bedingt, dass Dynamik in den Körper kommt und gestaute Energie und Verhärtungen mobilisiert werden. Die Leber gilt von jeher als Sitz der Wut und Aggression. Möglicherweise entlädt sich durch die „Löwenkraft" anfänglich so mancher Zorn und Verbitterung, die sich so nach und nach in Mitgefühl und Liebe wandeln. Sowohl auf körperlicher als auch geistiger Ebene bringt der Löwenzahn Altes und Erstarrtes zum Fließen

Bitte beachten

Vor allem Löwenzahnwurzeln können wegen des höheren Bittergehaltes Gallensteine in Bewegung bringen oder Magenbeschwerden hervorrufen. Allergische Reaktionen sind nach dem Kontakt mit dem weißen Milchsaft möglich.

und gewährleistet den freien Strom der Lebenssäfte.
Die gelbe Blütenfarbe wie auch der bittere Geschmack aller Pflanzenteile stellen den Bezug zum Leber-Galle-System her, denn Gelb ist nach der Signaturenlehre ein Mittel für die Gelbsucht (= Lebererkrankungen). Aufgrund seiner Bitterstoffe und Flavonoide ist er eine der wichtigsten Pflanzen zur Entgiftung der Leber, zur Steigerung der Verdauungssäfte, bei Völlegefühl sowie Erschöpfung, in der Rekonvaleszenz und bei Leberdepression. Unterstrichen wird dies von den strahlenden Blüten mit der Sonnensignatur. Er erblüht mit den wärmenden Sonnenstrahlen und schafft dadurch Lebensfreude.
Eine alte Weisheit lautet: „Wo das Übel, da das Heilmittel". Der bevorzugte Standort von Löwenzahn sind die überdüngten Fettwiesen und er gilt als sogenannter „Überdüngungsanzeiger". Tatsächlich ist er besonders für den überernährten Menschen von Vorteil, der nach exzessiven Festessen verstimmt, verkatert und verbittert ist und zur Fettleber tendiert.
Der weiße Milchsaft zeigt einen Bezug zur Lymphe – einer Körperflüssigkeit, die sich nach fettreichen Mahlzeiten milchig weiß färbt. Ihre wesentliche Aufgabe ist

es, die körpereigene Abwehr zu stabilisieren und Nahrungsfette zu den Muskeln zu transportieren, die dort als Energiequelle gebraucht werden.

WERTGEBENDE INHALTSSTOFFE

Bitterstoffe mit Taraxacin, Flavonoide, Inulin, Schleim, Gerbstoffe, Vitamine, Mineralien, wenig ätherisches Öl, Phytosterole

WIRKSPEKTRUM AUF EINEN BLICK

- Löwenzahn ist ein stoffwechselanregendes Kraut. Er erhöht die Aktivität der Leber und Nieren und ist deshalb häufig Bestandteil reinigender Frühjahrskuren, zur Ausleitung von Arzneimittelrückständen und zur Durchspülung der Harnorgane bei Tendenz zur Steinbildung angezeigt.
- Durch die entgiftende Funktion bessert sich das Allgemeinbefinden geschwächter Menschen, zudem werden Verhärtungen und Hautkrankheiten wie chronische und wiederkehrende Ekzeme oder rheumatische Beschwerden gelindert.
- Bei Völlegefühl, Verdauungsbeschwerden und Appetitmangel hilft er ebenfalls.

SAMMELTIPPS

Löwenzahnblätter sammeln Sie am besten im Frühjahr an unbelasteten Plätzen, wenn sie noch zartgrün sind. Die Wurzeln werden entweder im Frühjahr oder im Herbst mit einem Wurzelstecher gestochen, anschließend gesäubert, zerkleinert und bei nicht mehr als 40 °C getrocknet.

Pflanzenzubereitungen

TEE AUS BLÄTTERN UND WURZELN

Zur Anregung der Leber und der Nieren

2 EL der geschnittenen Blätter und Wurzeln mit 0,5 l kaltem Wasser ansetzen und kurz aufkochen. Nach 10 Minuten den Ansatz durch ein Teesieb abseihen. Den starken Aufguss mit warmen Wasser auf 1,5 l auffüllen und über den Tag verteilt trinken.

TINKTUR AUS DER WURZEL

Zur Anregung der Leber- und Nierenfunktion, bei Hauterkrankungen und Rheuma

1 Teil gut gesäuberte und klein geschnittene Wurzel mit 5 Teilen hochprozentigem Alkohol in ein Glas füllen und 2 Wochen unter täglichem Wenden ausziehen lassen, anschließend abfiltrieren. Dreimal täglich 10–15 Tropfen einnehmen.

LÖWENZAHNSALAT

Als appetitanregender Wildkräutersalat

Löwenzahnblätter schmecken angenehm bitter-aromatisch. Aus den jungen Blättern können Sie einen verdauungsfördernden Salat zubereiten. Schmecken Sie ihn mit Apfelessig, gutem Olivenöl, Salz und Pfeffer ab und verfeinern Sie ihn nach Belieben mit Obststücken.

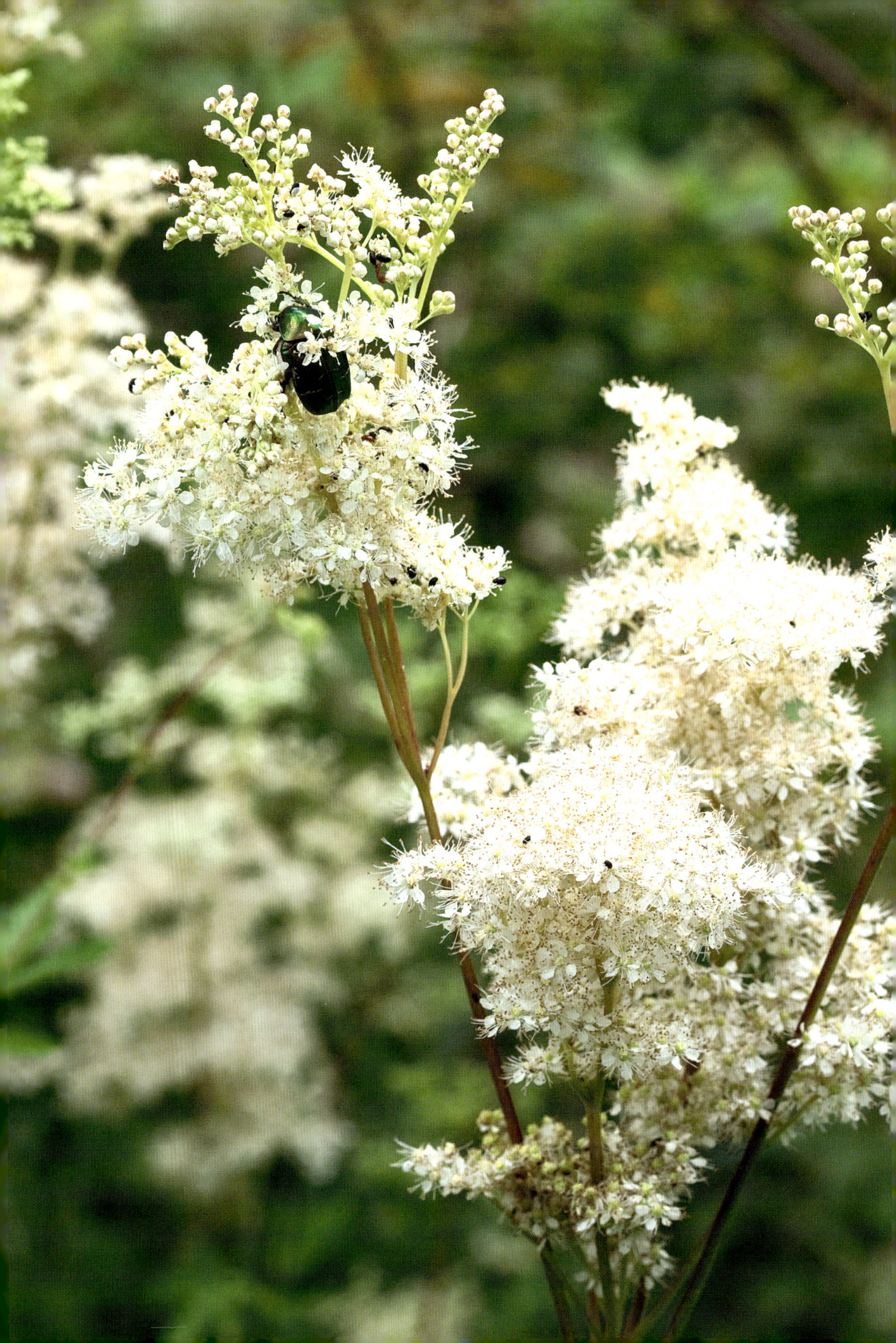

Sumpfpflanze nach Durchnässung

Mädesüß

Filipendula ulmaria

KLEINE PFLANZENKUNDE

Entlang von Bachufern, feuchten Gräben und auf nassen Wiesenböden finden wir ein ausdauerndes Rosengewächs, das ab der Sommersonnenwende bis in den Herbst hinein mit seinen cremefarbenen und flauschig-bärtigen Blütenständen besticht. Die Blütenkrone ist fünfblättrig und wird von vielen Staubblättern überragt. Vor allem aber betört der intensive Blütenduft, eine Mischung aus Honig, Vanille und Mandeln. Deshalb locken die Blüten Horden von Insekten an, darunter Bienen und Käfer zur Bestäubung. In kunstvollen Spiralen wachsen die Früchte heran. Sie fallen nach der Reife meist nicht ab, sondern breiten sich erst im Winter aus, um dann im Frühjahr zu keimen. Verbreitet ist Mädesüß in weiten Teilen Nord- und Mitteleuropas sowie in Nordamerika. Die aufrechten Stängel erreichen eine Höhe von bis zu 1,50 m, sind kantig, rötlich überlaufen und verzweigen sich im oberen Bereich. Die dunkelgrünen, stark gefiederten und gezähnten Blätter erinnern an die der Ulme und sind auf der Unterseite hell und kurz behaart.

Die flauschig-bärtigen Blütenstände haben einen intensiven Duft, der an eine Mischung aus Honig, Vanille und Mandeln erinnert.

VOLKSNAMEN UND NAMENSDEUTUNG

GEISSBART, RÜSTERSTAUDE, SPIERSTAUDE, WIESENGEISSBART, WIESENKÖNIGIN

Der Gattungsname setzt sich aus *filum* (= Faden) und *pendulus* (= hängend) zusammen, womit die herabhängenden Knöllchen an den Wurzeln gemeint sind. Das Artepithet *ulmaria* bezeichnet die ulmenähnlichen Blätter. Die alten Gelehrten nannten das Mädesüß wegen der spiralartig gedrehten Früchte *Spirea*. Woher der Name Mädesüß kommt, ist nicht eindeutig geklärt. Einige vermuten, dass er von der Heuernte, der „Mahd" (= mähen) kommt, weil sie zu dieser Zeit blüht und dem Heu ein einmalig süßes Aroma verleiht.

WESEN UND SIGNATUREN DER SINNE

KÜHLE, LICHT, UMWANDLUNG, BRINGT ALLES IN FLUSS, STIMMT FREUNDLICH

Die feuchten Wiesen und Gräben der Bachufer sind die Lieblingsstellen der

Spierstaude. Aus der Standortwahl schlussfolgerten die alten Signaturkundigen, dass diese Pflanze nutzbringend ist für alle Leiden, die wir uns in der Nässe holen und die der Kühlung bedürfen. Schon für die Kelten war Mädesüß ein heiliges Kraut, dass sie bei Fieber verwendeten.

Aus ganzheitlicher Sicht ist Fieber oft eine überschießende Gegenreaktion des Körpers, wenn Nässe und Kälte eingedrungen sind. Die Wissenschaftler der modernen Pflanzenheilkunde bestätigen mittlerweile, das die Inhaltsstoffe (Salicylate, Flavonoide und ätherische Öle) geeignet sind, um das Fieber zu senken und Entzündungen wie auch Schmerzen zu lindern. Mädesüß ist ein probates Mittel bei Fieber, allen Erkältungskrankheiten und für den Rheumatiker. Das Wort Rheuma geht auf das griechische *rhein* zurück, das fließen und strömen bedeutet. Der Fluss der Säfte ist hier gestört und es entstehen hitzige und entzündliche Beschwerden vor allem im Bereich von Gelenken. Von daher ist es naheliegend, ein Kraut zu wählen, das gerne an fließenden Gewässern wächst. Mädesüß fördert auch den Harnfluss und verstärkt die Ausscheidung und Entgiftung, was nicht nur bei rheumatischen Erkrankungen, sondern auch insbesondere bei Blasen- und Nierenleiden, Wassereinlagerungen oder Stoffwechselstörungen von Vorteil ist. Die rötlich gefärbten Stängel geben einen zusätzlichen Hinweis auf Entzündungsprozesse.

Der Geschmack wird als leicht bitter und sauer-adstringierend eingestuft. Diese Eigenschaft wird vor allem durch Gerbstoffe hervorgerufen, die die Gewebe leicht zusammenziehen. Wissenschaftler bezeichnen dies als adstringierend. Deshalb ist Mädesüß auch eine der wirksamsten Pflanzen bei leichten Durchfällen. Wegen dieser Eigenschaften wird sie auch mancherorts als „Stopparsch“ bezeichnet.

Bitte beachten

Wegen des Gerbstoffgehalts ist Vorsicht in der Schwangerschaft geboten. Überdosierungen können zu Magen-Darm-Beschwerden führen. Obwohl Mädesüß nur geringe Mengen an Salicylaten enthält, sollen Patienten mit einer Salicylat-Überempfindlichkeit Mädesüß nicht verwenden.

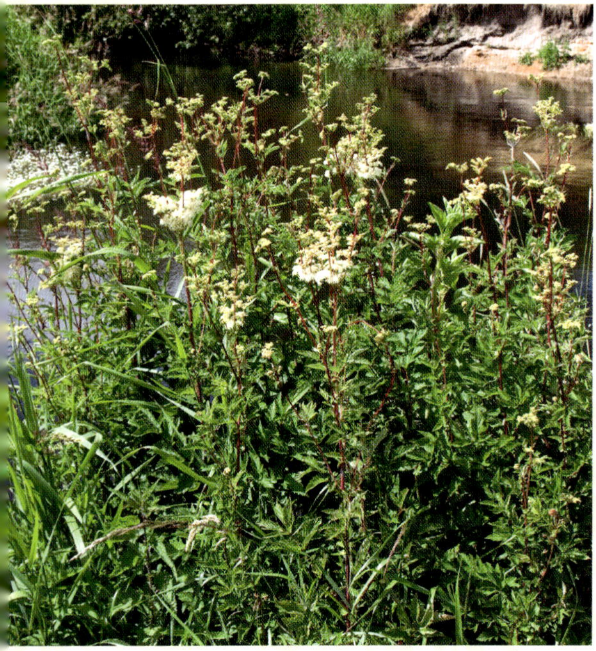

Bachufer sind die bevorzugten Standorte des Mädesüß.

Ab der Sommersonnenwende leuchten die Blüten in hellem Cremeweiß. Sie symbolisieren Licht, das Leben und den Sommer. Auf energetischer Ebene ist Mädesüß hilfreich, wenn wir Gefahr laufen, seelisch im Sumpf zu versinken. Und auch der vanillige und süße Geruch vertreibt das Bittere. In alten Zeiten war Mädesüß deshalb auch eine gern verwendete „Streublume", mit der die Tanzböden oder Liebeslager ausgekleidet wurden, um die heitere Gelassenheit zu fördern.

WERTGEBENDE INHALTSSTOFFE

Salicylsäure-Abkömmlinge, Flavonoide (v.a. Spiraeosid), ätherische Öle, Monoterpene, Gerbstoffe (Ellagitannine), Heliotropin, Spurenelemente wie Kieselsäure

WIRKSPEKTRUM AUF EINEN BLICK

- Fieber, grippale Infekte, Erkältungskrankheiten.
- Zur Erhöhung der Harnfunktion und damit Entgiftung, bei Blasen- und Nierenerkrankungen, Ödemen und Stoffwechselstörungen.
- Sanftes Schmerzmittel bei Kopf- und Muskelschmerzen und bei rheumatischen Beschwerden.
- Leichte Durchfallerkrankungen.
- Depressive Verstimmungen.

SAMMELTIPPS

Bei trockenem Wetter gleich den ganzen lockeren Blütenstand mitsamt einiger Blätter abschneiden, auf Papier ausbreiten und langsam trocknen.

Pflanzenzubereitungen

MÄDESÜSSTEE

Fiebersenkend, schweisstreibend, schmerzlindernd und harntreibend

1–2 TL der Blüten und Blätter mit ¼ l siedendem Wasser übergießen. 10 Minuten ziehen lassen, danach abseihen. Davon 2 Tassen täglich trinken.

MÄDESÜSSTINKTUR

Als schnell wirkende Alternative zum Tee und bei depressiven Verstimmungen

Übergießen Sie 1 Teil Blüten und Blätter mit 5 Teilen hochprozentigem Alkohol. Ab und an umschütteln, nach 14 Tagen abfiltrieren und in Braunglasflaschen füllen. Reiben Sie damit die schmerzenden Gelenke ein oder nehmen Sie bei Schmerzen bis zu dreimal täglich 10–20 Tropfen verdünnt in etwas Wasser ein.

MÄDESÜSSLIMONADE

Für süsse Genüsse in der Küche und als milder Stimmungsaufheller

Blüten und Blütenknospen eigenen sich als Aroma für süße Desserts oder als Geschmacksträger für erfrischende Sommergetränke. Mehrere Blütendolden ernten, in ein hohes Gefäß legen, Zucker und einige Scheiben Biozitrone zusetzen und mit Wasser übergießen. Über Nacht kühl stellen und dann abseihen.

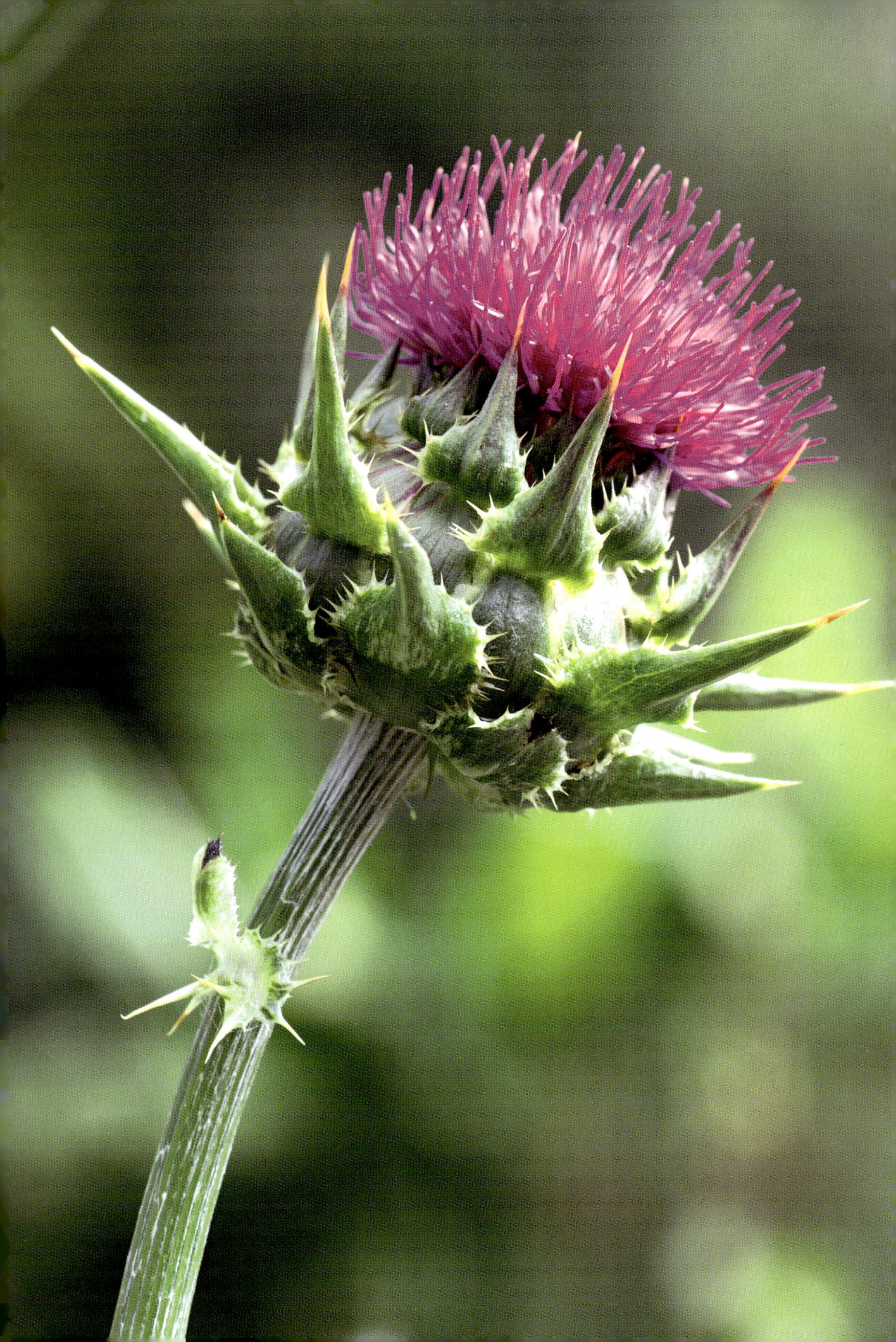

Die Kardinalheilpflanze für die Leber

Mariendistel

Silybum marianum (Carduus marianum)

KLEINE PFLANZENKUNDE

Die trockenen, warmen und steinigen Plätze der Mittelmeerregion sind die natürlichen Vorkommen des stattlichen zweijährigen Korbblütengewächses, das mit seinen stark gewellten, stacheligen und weiß marmorierten Blättern beeindruckt. Fährt man mit dem Finger unter leichtem Druck über die Blätter, verschwindet die weiße Zeichnung, da die Oberhaut an diesen Stellen durch luftgefüllte kleine Polster abgehoben ist.
Im ersten Vegetationsjahr bildet die Mariendistel nur eine Blattrosette. Im zweiten Jahr wächst sie schließlich bis 1,50 m in die Höhe. Ihre endständigen, kugelförmigen Blütenkörbchen sind bis 6 cm groß und haben purpurne Röhrenblüten. Aus ihnen entwickeln sich eirunde und platte Früchte mit einem öligen Kern und einer graubräunlichen Schale. Anfangs sind sie mit einer seidigen Haarkrone (Pappus) versehen. Die äußeren Hüllblätter haben kräftige Stacheln und halten Fressfeinde auf Abstand.

Selbst das purpurne Blütenköpfchen ist mit wehrhaften Stacheln umhüllt.

VOLKSNAMEN UND NAMENSDEUTUNG

CHRISTI KRONE, FRAUENDISTEL, GALLENDISTEL, GOTTESGNADENKRAUT, HEILANDSDISTEL, LEBERDISTEL, LIEBFRAUENDISTEL, MILCHDISTEL, WEISSDISTEL

Weil sie eine Distel ist und kratzt, haben Botaniker sie *Carduus* (lat. *caridus* = kratzend) genannt. Die heutige gängigere Gattungsbezeichnung *Silybum* geht auf das griechische Wort *síllybon* (= Quaste) zurück, womit wohl die auffällig violett leuchtenden und kugelförmigen Blütenstände gemeint sind. Die heilige Maria soll Namensgeberin des Artepithets *marianus* sowie des deutschen Namens Mariendistel sein. Eine alte Legende berichtet, dass die weißen Streifen der Blätter von der Milch der Mutter Gottes herrühren sollen.

WESEN UND SIGNATUREN DER SINNE

UNNAHBARKEIT, SCHUTZ UND INDIVIDUALITÄT

Die Mariendistel ist die Kardinalheilpflanze für die Leber. Als Forscher in den 1970er-Jahren den bisher unbekannten Wirkstoff Silymarin entdeckten, war der

Bitte beachten

Zubereitungen nicht anwenden bei einer bekannten Überempfindlichkeit gegen einen der Wirkstoffe und / oder Korbblütler. Selten gibt es Überempfindlichkeitsreaktionen oder es werden Magen-Darm-Beschwerden wie Übelkeit und eine leicht abführende Wirkung beobachtet.

volksheilkundliche Gebrauch bei Leberleiden plötzlich wissenschaftlich begründet. Die therapeutische Wirksamkeit der Mariendistel-Früchte mit dem Hauptwirkstoff Silymarin beruht auf zwei Angriffspunkten bzw. Wirkmechanismen: Zum einen verändert es die Struktur der äußeren Zellmembran der Leberzellen derart, dass Lebergifte nicht in das Zellinnere eindringen können. Zum anderen stimuliert es die Regenerationsfähigkeit und Neubildung von Leberzellen, was die Funktionsfähigkeit des ganzen Organs verbessert.

Pflanzen mit Stacheln und Dornen gelten in der Signaturenlehre generell als entgiftend und umstimmend auf die Säfte. Sie stärken die Willenskräfte sowie das Immunsystem und regen Vitalität und Ausscheidungen an. Führen wir uns die Signatur der Mariendistel vor Augen, erkennen wir in ihrer Gestalt eine Pflanze, die hoch hinaus will. Mit ihren spitzen Stacheln verschafft sie sich Respekt und hält alle, die ihr zu nahe kommen könnten, auf sicherem Abstand. Selbst das purpurrote Blütenköpfchen zeigt noch ein stacheliges Aussehen. Das Wesen der Pflanze ist Unnahbarkeit, Schutz und Individualität. Sie schützt auf psychischer Ebene die eigene Persönlichkeit vor Angriffen und Manipulation in Partnerschaften und Beruf und übernimmt auf körperlicher Ebene eine Schutzfunktion für die Leber, deren Aufgabe es unter anderem ist, Toxine auszuleiten und körpereigenes Eiweiß aufzubauen. Als Kulturbegleiter zeigt sie uns, wie gut sie mit der Anwendung von Herbiziden und damit Toxinen umgehen kann.

Die Mariendistel wächst gerne auf trockenen, warmen und verdichteten Böden, was sich beim Menschen auf körperlicher

Vor allem in den Früchten sitzen die leberschützenden Wirkstoffe.

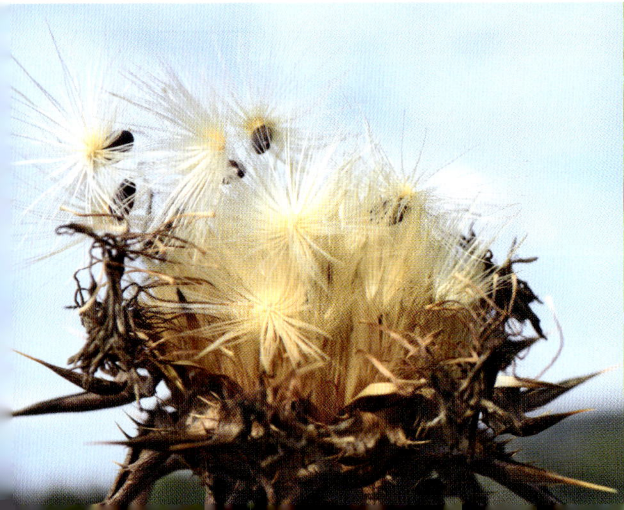

Das Kraut hat die charakteristische weiß marmorierte Zeichnung.

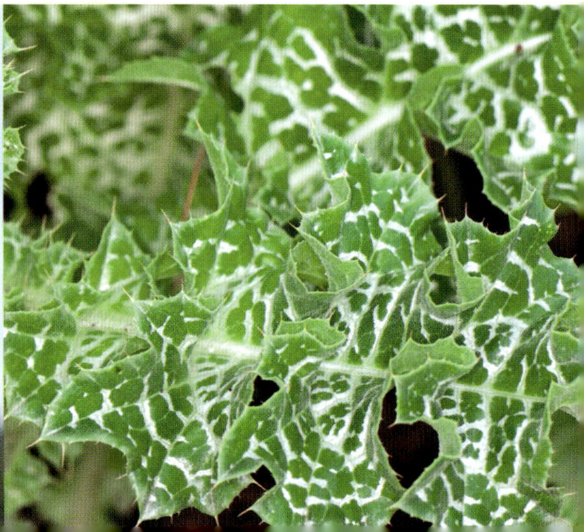

Ebene mit den krankhaften Verhärtungsprozessen der Leber zeigt. Die Konsistenz der gesunden Leber ist eher weich-elastisch. Die hellen Blattadern zeigen zudem eine Sympathie zur hellgelben Lymphe, die als „Spezialist" für den Abtransport von Schadstoffen gilt.

WERTGEBENDE INHALTSSTOFFE

Früchte: Silymarin, Flavonoide, fettes Öl mit Linolsäure, Vitamin E, Sterole, Schleimstoffe, Bitterstoffe, Gerbstoffe, Eiweiß. Kraut: Flavonoide (v.a. Apegenin), Phytosterole, Triterpene, Polyine, Fumarsäure.

WIRKSPEKTRUM AUF EINEN BLICK

- Bei toxischen Leberschäden, Leberfunktionsstörungen im Zuge von Hepatitiden und bei chronisch-degenerativen Lebererkrankungen wie Fettleber und Leberzirrhose, ferner bewährt bei leberbedingten Erschöpfungszuständen.
- Zum Schutz der Psyche vor Angriffen und Manipulation.

SAMMELTIPPS

Während in Deutschland der Neophyt aus dem Mittelmeerraum nicht geschützt ist und als nicht gefährdet gilt, sind die Bestände in der Schweiz und in Teilen Österreichs gefährdet. Mariendistelfrüchte nach der Blütezeit im Spätsommer bis Frühherbst ohne Haarkrone sammeln. An einem luftigen, trockenen Ort trocknen. Wegen der Härte vor der Weiterverarbeitung schroten. Das Kraut kurz vor oder zu Beginn der Blüte ernten.

Pflanzenzubereitungen

TEE AUS MARIENDISTELFRÜCHTEN

Zum Schutz der Leber

1 TL der getrockneten und gequetschten Früchte mit 250 ml kochendem Wasser aufgießen, 10–20 Minuten ziehen lassen. Den Tee schluckweise heiß morgens nüchtern und abends vor dem Schlafengehen trinken.

MILDER TEE AUS DEM KRAUT

Bei Leber-Galle-Leiden

1 TL klein geschnittenes Kraut mit 150 ml siedendem Wasser übergießen. 5–10 Minuten ziehen lassen, danach abseihen. 2–3 Tassen täglich. Zur Appetitanregung eine halbe Stunde vor dem Essen, bei Verdauungsstörungen den Tee nach den Mahlzeiten trinken.

KOMPRESSE

Zur Anregung der Lebertätigkeit

Einen starken Aufguss aus 2 TL Früchten pro 250 ml Wasser zubereiten. Ein Baumwolltuch damit tränken und kräftig auswringen. Die Kompresse so warm wie möglich auf den rechten Oberbauch auflegen, mit einem Außentuch und einer warmen Wärmflasche abdecken. Etwa eine halbe bis dreiviertel Stunde liegen lassen.

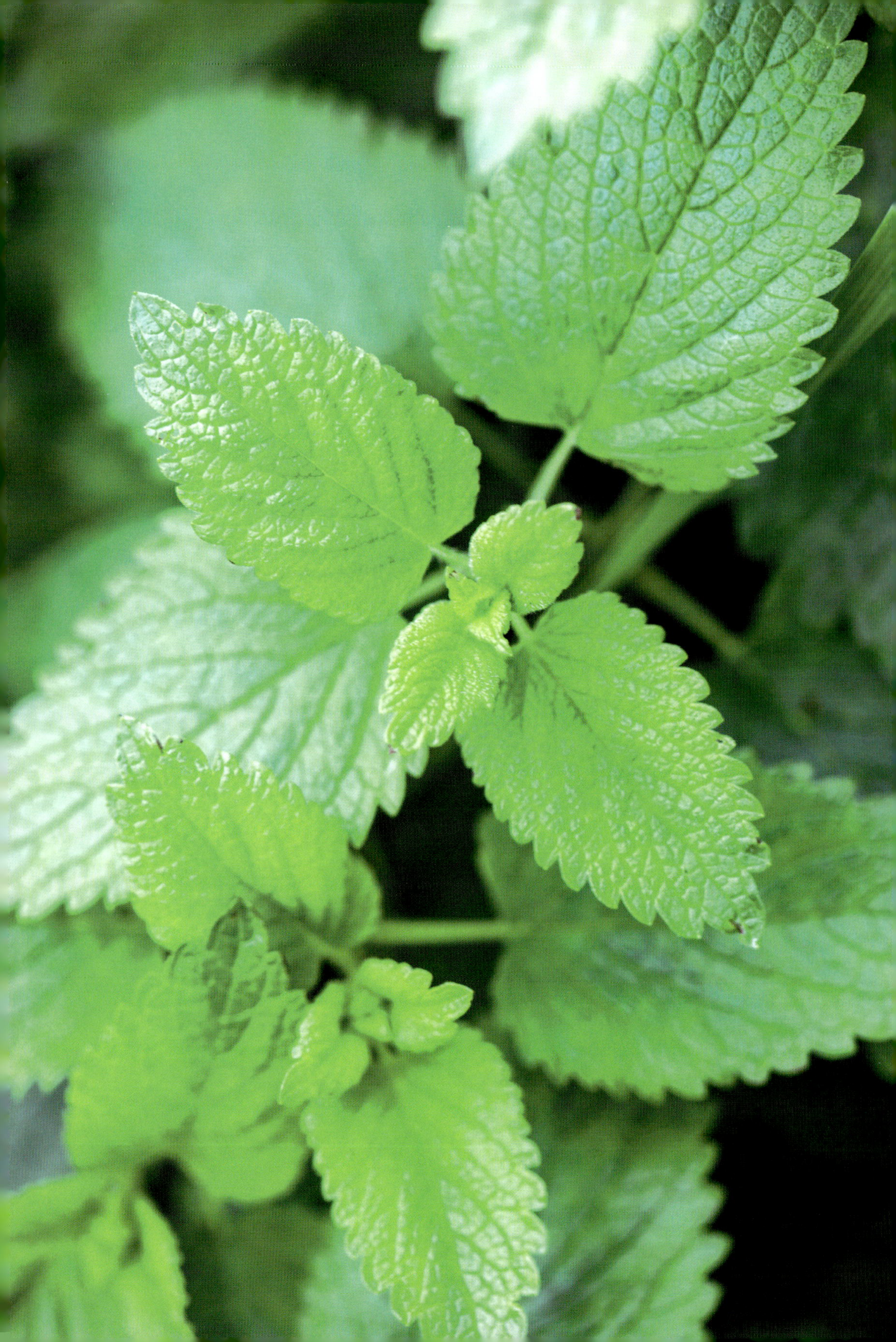

Wenn Angst auf das Herz schlägt

Melisse

Melissa officinalis

KLEINE PFLANZENKUNDE

Schon ihr zitronenartiger Duft im Garten verleitet zum Verweilen. Melisse gehört zur Familie der Lippenblütengewächse, in der es keine einzige Giftpflanze gibt. Sie ist ein Kind des Südens und mit den Benediktinermönchen aus dem Mittelmeergebiet zu uns eingewandert. Die prächtige Bienenpflanze muss bei uns angepflanzt werden und erobert mit seiner Vitalität schnell das Kräuterbeet. Größere Bestände im Garten bilden ein homogenes Gewölbe, das wie ein Schutzschild alles Darunterliegende behütend verdeckt.
Melisse wird bis zu 80 cm hoch, ist ausdauernd und wächst gerne auf feuchten und nährstoffreichen Böden. Seine vierkantigen Stängel sind etwas behaart und tragen die gegenständig angeordneten Blätter. Diese sind weich, sanft gewellt, herzförmig, ebenmäßig gesägt mit einer deutlichen Blattnervatur auf der Unterseite. Die kleinen Blüten sind weiß oder rötlich violett und öffnen sich im Juni und Juli. Meist befinden sich drei bis sechs der kleinen, weißgelben Blüten etwas versteckt am jeweiligen Blattansatz.

Melissenblätter sind herzförmig, sanft gewellt und haben eine deutliche Nervatur.

VOLKSNAMEN UND NAMENSDEUTUNG

BIENENKRAUT, HONIGBLUM, HERZKRAUT, HERZTROST, IMMENBLATT, NERVENKRAUT, ZITRONENKRAUT

Der Name der Melisse wurde vom griechischen *melissa* für Honigbiene abgeleitet. Bereits im Altertum beobachtete man, dass Bienen die nektarreiche Pflanze ausgesprochen gerne besuchen. Den Beinamen *officinalis* finden wir schon in den alten Kräuterbüchern. Er wurde nur an jene Pflanzen verteilt, die als sehr heilkräftig galten und im Officin (Verkaufsraum) der Apotheken gehandelt wurden.

WESEN UND SIGNATUREN DER SINNE

SANFTE HERZFREUDE, BALSAM FÜR KÖRPER UND SEELE

Schon in alten Zeiten erkannte man die Herzwirksamkeit und ihren Einfluss auf das Nervensystem. Ihr sanftes Wesen ist Balsam für Körper und Seele, stärkt das Herz, alle Sinnesfunktionen und bil-

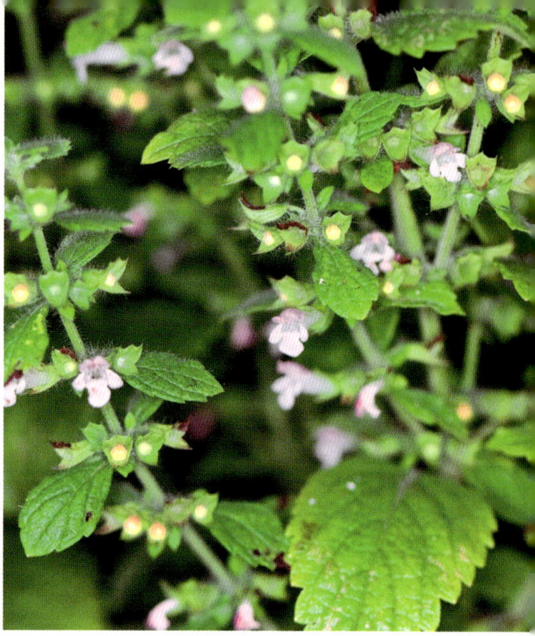

Die kleinen weißen Blüten stehen versteckt am Blattansatz, was auf das bescheidene Wesen der Melisse hindeutet.

det ein Schutzschild vor ansteckenden Viruserkrankungen. Bereits im Namen *Melissa* klingen melodisch Sanftmut und Freundlichkeit an. Die Sanftheit zeigt sie auch in den herzförmigen Blättern mit den weichen Rundungen, die bei Berührung einen lieblich zitronenartigen Duft verströmen. Noch deutlicher wird die Heilkraft auf das Gemüt, wenn wir auf der Blattunterseite die deutlich hervortretenden Blattnerven wahrnehmen, die als anschauliches Zeichen auf ein Nervenmittel hinweisen. Zudem kennzeichnet das milchige Weiß der Blüten ihren schützenden Aspekt, das Licht und das Gute. Die Blüten stehen versteckt am Blattansatz und sind sehr klein, was auf ihr zurückhaltendes und bescheidenes Wesen hindeutet. Um jedoch einen Einfluss auf das Nervensystem zu erzielen, müssen die Anwendungen regelmäßig und eine längere Zeit eingenommen werden.

Schon alte Kräuterkundige lobten Melisse als herzstärkende Arznei. Paracelsus berichtet: „Melissa ist von allen Dingen, die die Erde hervorbringt, die beste Pflanze für das Herz" und die Äbtissin vom Rupertsberg, Hildegard von Bingen schrieb: „und ein Mensch, der sie isst, lacht gern, weil ihre Wärme die Milz berührt und daher das Herz erfreut wird". Melisse scheint eine besondere Heilkraft für den hellen Frauentyp zu besitzen, der sanft und stets besorgt ist. Dann sollte beim Rezeptieren bei allen Leiden mit einer nervösen Ursache an dieses Heilkraut gedacht werden. Angefangen von nervösen Herzbeschwerden, deren Ursache Blähungen sind, die das Zwerchfell hochdrücken und damit das Herz beklemmen, bei Unruhe, Ängsten, Frauenleiden, die mit Krämpfen verbunden sind, Aufregung bis hin zum Liebeskummer. Heute begründet man diese Wirkung mit dem Gehalt an ätherischen Ölen, die auf das limbische System wirken, welches das Großhirn vor allzu starken Reizen schützt und uns Emotionen verarbeiten lässt.

Zudem bietet Melisse Schutz vor Ansteckung. Die Anti-Herpes-Wirkung ist mittlerweile durch Forschungsergebnisse

Bitte beachten

Die Verträglichkeit von Melisse ist sehr gut. Bis auf das ätherische Öl und hohe Tinkturgaben kann Melisse auch bei Schwangeren, Stillenden und bei Kindern verwendet werden. Bei behandlungsbedürftigen Schilddrüsenerkrankungen sollten Sie vor der Anwendung fachkundigen Rat einholen.

bestätigt; Fieberbläschen heilen deutlich schneller ab. Herb-aromatische und bittere Substanzen wie Gerbstoffe und Rosmarinsäure blockieren Anlagestellen, die das Virus benötigt, um in die Zelle eindringen zu können.

WERTGEBENDE INHALTSSTOFFE

Ätherische Öle mit Citronellal, Citral, Linalool; Gerbstoffe, Rosmarinsäure, Bitterstoffe, Schleimstoffe, Flavonoide, Vitamin C

WIRKSPEKTRUM AUF EINEN BLICK

- Blähungen mit Herzbeschwerden, Herzneurosen, nervöse Magenbeschwerden, Menstruationsschmerzen.
- Nervös bedingte Einschlafstörungen, Schlaflosigkeit durch Reizüberflutung, depressive Angststörungen, nervöse Unruhe, freudige Aufregung.
- Brechreiz und Übelkeit auch in der Schwangerschaft.
- Äußerlich bei Fieberbläschen an den Lippen.

SAMMELTIPPS

Melisse sollte frisch verwendet werden, da die ätherischen Öle sehr flüchtig sind. Als kurzfristigen Vorrat die Blätter vor der Blüte sammeln, rasch im Schatten trocknen und in Porzellandosen verschlossen aufbewahren.

Pflanzenzubereitungen

MELISSENTEE

Zur Beruhigung von Nerven und Herz

2–3 TL (bei Kindern 1–2 TL, bei Kleinkindern 1 TL) frische Melissenblätter mit 1 Tasse siedendem Wasser anbrühen und bedeckt 10 Minuten ziehen lassen. Mehrmals täglich 1 Tasse trinken. Am Abend verstärkt etwas Honig im Tee die beruhigende und einschlaffördernde Wirkung.

MELISSENTINKTUR

Virenhemmend und entkrampfend

Frisch gezupfte und gesäuberte Blätter in ein sauberes Schraubglas geben, mit hochprozentigem Alkohol im Verhältnis 1 zu 5 übergießen und den Ansatz 2 Wochen ziehen lassen. Anschließend die Pflanzenteile absieben und die Tinktur in Braunglasflaschen umfüllen. Dreimal täglich 15–25 Tropfen in einem Glas Wasser verdünnen oder esslöffelweise als Zusatz für Waschungen und Bäder verwenden.

EINFACHES HERPESMITTEL

Zum Auflegen auf die Haut

Mehrere Blätter des frischen Krauts mit dem Nudelholz anquetschen und möglichst schon beim ersten Juckreiz auf die Herpesstellen auflegen.

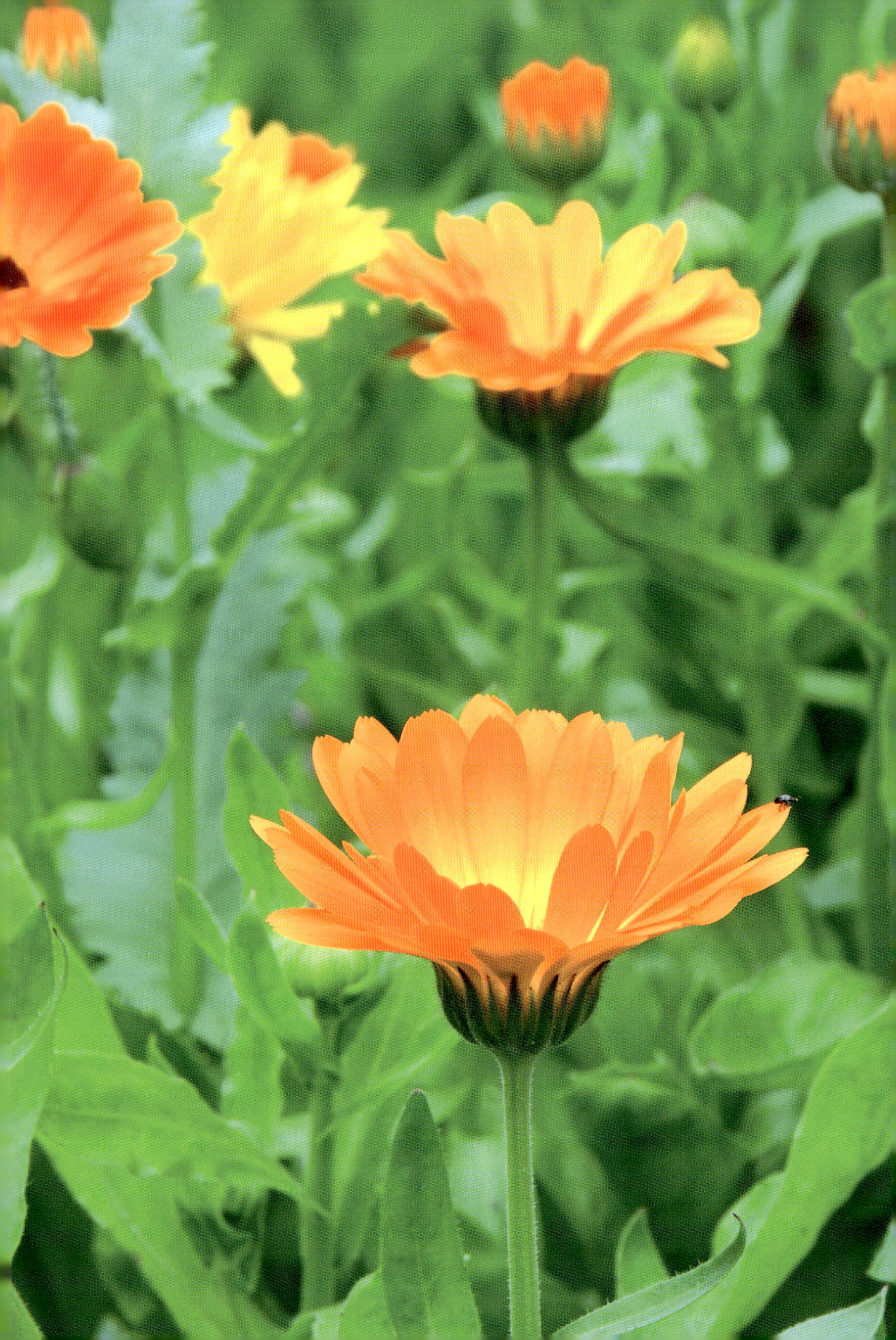

Sonnenhafter Wundbalsam

Ringelblume

Calendula officinalis

KLEINE PFLANZENKUNDE

Die sonnig gelbe oder orangefarbene Ringelblume ist in Süd- und Osteuropa heimisch. Bei uns findet man sie ihrer Schönheit und Heilkräfte wegen in den Gärten, rund um Haus und Hof oder verwildert an sonnigen Wegrändern und Zäunen. Sehr zuverlässig keimt sie schon nach wenigen Tagen und treibt dann aus einer spindelförmigen Wurzel bis zu 50 cm hohe, aufrechte und etwas behaarte Stängel mit weichen, fast spatelförmigen Blättern. Am wohlsten fühlt sie sich auf sandigen Böden, die die Strahlen der Nachmittagssonne tanken können.
Von Juni bis in den November hinein dauert die Blühzeit. Weithin leuchten die etwa 5 cm großen Blütenkörbchen in satten gelben oder orangefarbenen Nuancen. Bei drohendem Regen schließen sie sich. Deshalb nutzten Bauern die „Barometerblume" oft auch für die Wetterdeutung. Die Früchte der Ringelblume sind geringelt und eingerollt. Meist sät sich die Pflanze von selbst aus und sichert so ihr Vorkommen im nächsten Jahr.

Die leuchtend gelben oder orangefarbenen Blüten sind Balsam für Wunden aller Art.

VOLKSNAMEN UND NAMENSDEUTUNG

BUTTERBLUME, GOLDBLUME, GOLDROSE, RINGELROSE, SONNENBRAUT, *sponsa solis*

Ihr Gattungsname *Calendula* ist abgeleitet vom lateinischen *calendae*. Sie geht wie ein Kalender mit der Sonne, öffnet ihre Blüten bei Tagesanbruch nur an sonnigen Tagen und schließt sie sobald die Sonne untergeht. Weil sie mit ihren gelb-orangefarbenen Blütensonnen über viele Monate leuchtet, nannten sie die alten Kräuterkundigen *sponsa solis* (= die Sonnenbraut). Den Trivialnamen Ringelblume verdankt sie den gebogenen und eingerollten Früchten.

WESEN UND SIGNATUREN DER SINNE

BALSAM FÜR WUNDEN ALLER ART, LICHTBRINGERIN

Generationen von Bäuerinnen bereiteten aus den goldorange gefärbten Blütenköpfchen Salben oder einen Heiltee zu. Mit ihrem Strahlenkranz gleichen die orangegelben Blütenköpfchen kleinen Sonnen, die auf die Erde gefallen sind. Durch ihr sonnenhaftes Wesen erfahren alle Entzündungen und Verletzungen der

Haut und Schleimhaut eine schnellere Abheilung.

Die Ringelblume steht für kraftvolle Erneuerung und gilt als die Wundarznei schlechthin, wenn neues Granulationsgewebe nach dem ordnenden Prinzip geformt werden muss. Dabei handelt es sich um vorübergehendes Gewebe, das als Abdeckung und Grundlage für die neu entstehende Haut dient. Ihren „Verschließmechanismus" von Wunden zeigt die Pflanze sowohl mit der Bildung eines klebrigen und abdichtenden Sekrets kurz nach dem Abschneiden an der Wundstelle als auch durch die Anordnung der geringelten Früchte am Blütenboden von außen nach innen.

Ringelblume eignet sich besonders für schlecht heilende Wunden, schmerzhafte Narbenwülste, bei Lymphstauungen (sekundäres Lymphödem), Verbrennungen der Haut oder Entzündungen der Schleimhäute vom Mund bis zum Anus. Interessant ist hier auch die wissenschaftliche Betrachtung. Der stark riechende Bitterstoff Calenden schützt vor Ödemen, die ätherischen Öle wirken bakterien-, pilz- und entzündungshemmend, Carotinoide regen besonders das Zellwachstum von Haut- und Schleimhautzellen an, Flavonoide können reaktive Verbindungen wie sie durch Strahlen entstehen, abfangen, Saponine schützen vor Pilzbefall und Polysaccharide stimulieren das Immunsystem. Außerdem gaben die gelbe Blütenfarbe und die Bitterstoffe Anlass zur Verwendung bei Erkrankungen des Leber-Galle-Systems.

Da Körper, Geist und Seele jedoch immer als Einheit zu betrachten sind, heilen kleinste Dosierungen auch den emotionalen Bereich, wenn er verletzt worden ist. Ihre leuchtend orangen Farbtöne und ihr warmes, lichtes Wesen sind Kraftspender nach seelischer Erschöpfung. Die Farbe Orange repräsentiert Freude, emotionale Wärme, wirkt aufbauend, stärkt dadurch das Immunsystem und aktiviert die körpereigenen Abwehrkräfte. Depressive Verstimmungen, Antriebsarmut sowie jede Art von seelischem Wundsein werden durch *Calendula*-Anwendungen sanft gelindert.

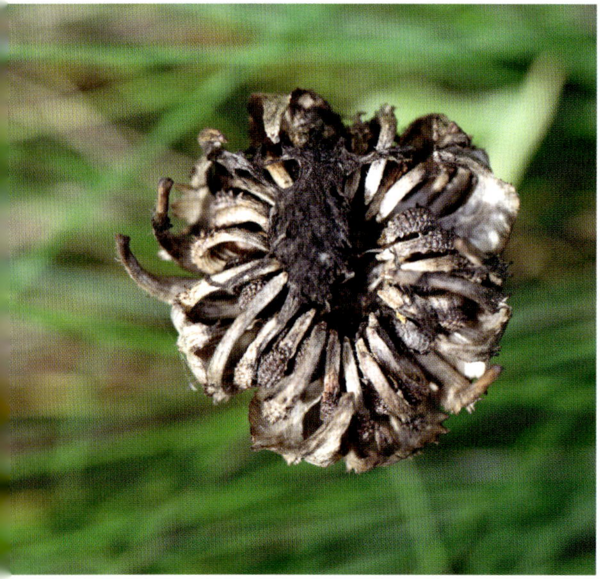

Die geringelten Früchte verschließen den Blütenboden.

Bitte beachten

Arzneizubereitungen mit Ringelblume bei Überempfindlichkeit gegen *Calendula* oder andere Korbblütler nicht verwenden. Wechselwirkungen sind nicht bekannt.

WERTGEBENDE INHALTSSTOFFE

Flavonoide, Saponine vom Triterpentyp, Carotinoide, ätherisches Öl, Cumarine, Schleime, Bitterstoff Calenden, Wachse, Harze, Fette, wasserlösliche Polysaccharide

WIRKSPEKTRUM AUF EINEN BLICK

> Äußerlich als antientzündliches, hautregenerierendes, viren- und pilzfeindliches Wundheilmittel bei Schürf-, Schnitt-, Quetschwunden, Verbrennungen, Sonnenbrand, Erfrierungen, entzündeten Brustwarzen, zur Narbenheilung, bei Windeldermatitis.
> Innerlich wie äußerlich bei Erkrankungen der Lymphknoten und bei Lymphstauungen nach Operationen.
> Innerlich bei Entzündungen der Magen-Darm-Schleimhaut, Leber- und Gallenerkrankungen.
> Potenziert bei seelischen Wunden.

SAMMELTIPPS

Ihre Heilkräfte haben bei strahlendem Sonnenschein um die Mittagszeit die größte Wirkung, dann sollten Sie die Blüten sammeln und schnell im Schatten trocknen. Nur die voll entfalteten Blütenköpfchen verwenden. Die medizinischen Eigenschaften stecken vor allem im harzigen und etwas klebrigen Pflanzensaft, der sich an der Unterseite der Blütenköpfe konzentriert.

Pflanzenzubereitungen

RINGELBLUMENSALBE

Für Wunden, Entzündungen, Sonnenbrand und Erfrierungen

Etwa 250 g Bio-Schweineschmalz langsam erwärmen. 50 g frische Ringelblumenblüten zugeben und eine halbe Stunde bei etwa 50 °C ziehen lassen, dabei öfters umrühren. Anschließend das Gemisch durch ein Sieb streichen und in Döschen abfüllen. Mehrmals täglich die Salbe dünn auftragen.

RINGELBLUMENTEE

Bei Erkrankungen der Magen-Darm-Schleimhäute, der Leber und Galle sowie bei Lymphstau

1–2 TL getrocknete Ringelblumenblüten mit 1 Tasse heißem Wasser überbrühen, den Ansatz nach 10 Minuten abgießen.

> Bei Entzündungen im Mund- und Rachenraum mehrmals täglich spülen.
> Kompresse: Ein ausgekochtes Leinentuch in den Tee tauchen, etwas auswringen, auf Hautwunden oder bei Lymphstauungen mehrmals täglich eine halbe Stunde auflegen.
> 2–4 Tassen täglich bei Leber-Galle-Erkrankungen, Schleimhautentzündungen und zur Förderung des Lymphflusses trinken.

CALENDULA URTINKTUR

Bei seelischen Wunden

1–2 Tropfen der Urtinktur mit 1 Glas Wasser mischen und einnehmen.

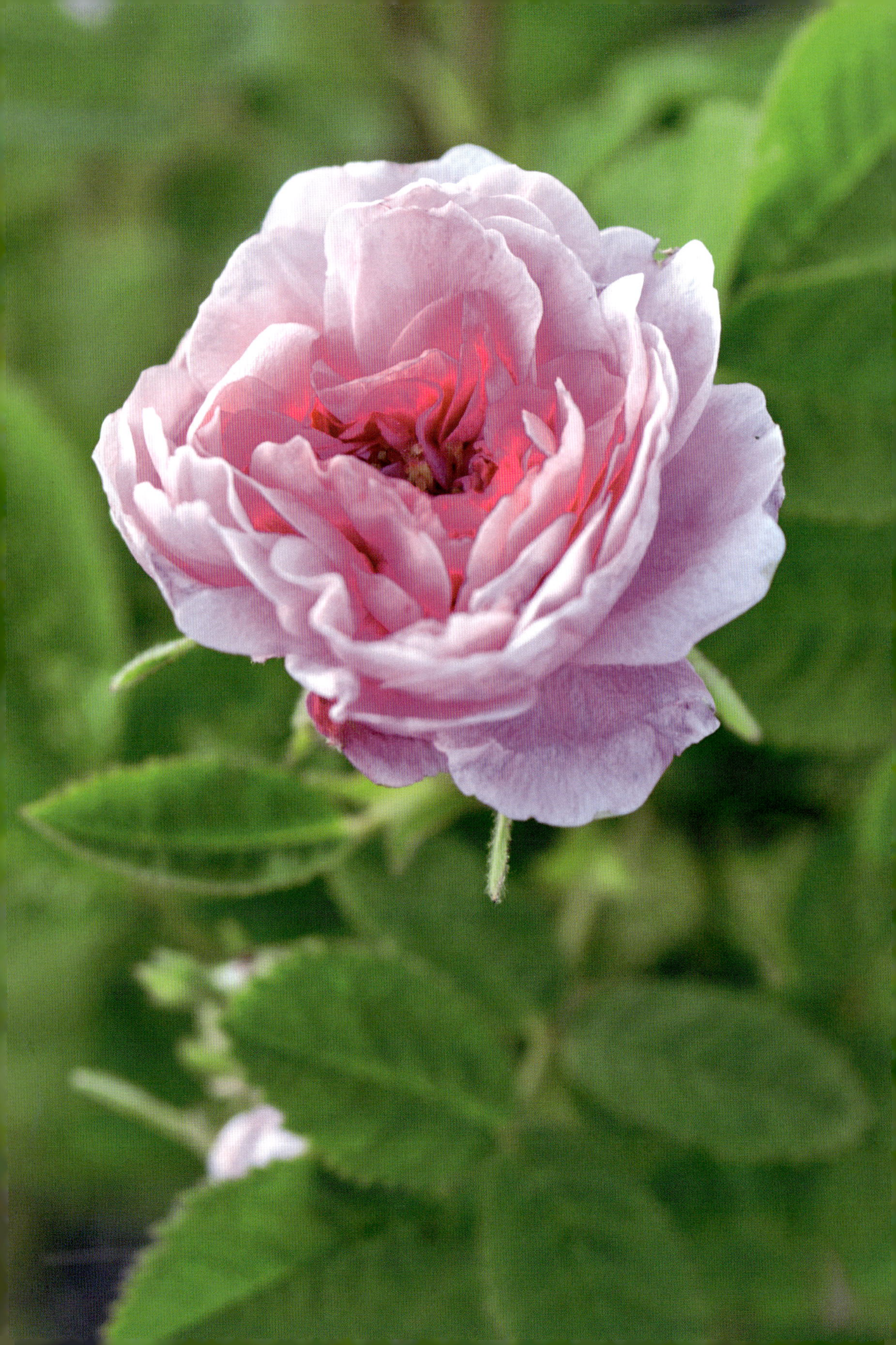

Sinnbild der Liebe und Schönheit

Rose

Rosa centifolia und R. damascena

KLEINE PFLANZENKUNDE

Ihr unvergleichlicher Duft und die überwältigende Schönheit ihrer samtenen Blüten brachten ihr von alters her Wertschätzung und Beachtung ein. Der Rosenstrauch wird „weibshoch" und beeindruckt mit seinem dichten, kräftigen Wuchs, den langen bogigen Trieben sowie spitzen und respekteinflößenden Stacheln. Zwar meint der Volksmund, es gäbe „keine Rose ohne Dornen", doch handelt es sich im botanischen Sinne um Stacheln, also leicht abbrechbare Auswüchse der Haut. Rosen sind winterhart und treiben an später verholzenden Trieben wechselständige einfache oder geteilte Blätter. Die Blattunterseite ist mit angenehm duftenden Drüsen besetzt. Ihre Blüten variieren in fast allen Farben und Nuancen mit Weiß, Rosa oder Rot. Die Blütezeit ist von Mai bis Juni – die Damaszener-Rosen blühen nochmals im Herbst.
Während die alten Rosenarten noch Hagebutten ausbilden, sind viele der Kulturrosen steril.

Sinnlich duftend und verführerisch blüht die „Königin der Blumen".

Centifolien sind die „Bauernrosen" vergangener Zeiten und bestechen mit stark gefüllten Blüten sowie einem feinen Rosengeruch. Fast alle Damaszener-Rosen besitzen einen schweren Rosenduft. Heute werden sie zur Rosenöl-Gewinnung überwiegend in Bulgarien gezogen.

VOLKSNAMEN UND NAMENSDEUTUNG

CENTIFOLIE, FRAUENROSE, GARTENROSE, HUNDERTBLÄTTRIGE ROSE, JUNGFERNROSE, KAISERROSE, KNOPFROSE, POMPONROSE

Der Name der Rose lässt sich vom lateinischen *rosa* bis ins Griechische zurückverfolgen (*rhodon* = Rosenbaum). In fast allen europäischen Sprachen liegt diese Bezeichnung zugrunde. Die gefüllten Centifolien (*Rosa centifolia*) haben ihren Beinamen von den vielen Blütenblätten (lat. *centum* = hundert, *folia* = Blätter), während sich *damascena* auf die kleinasiatische Stadt Damaskus im heutigen Syrien bezieht. Von dort sollen Kreuzritter die Rosenart mit nach Europa gebracht haben.

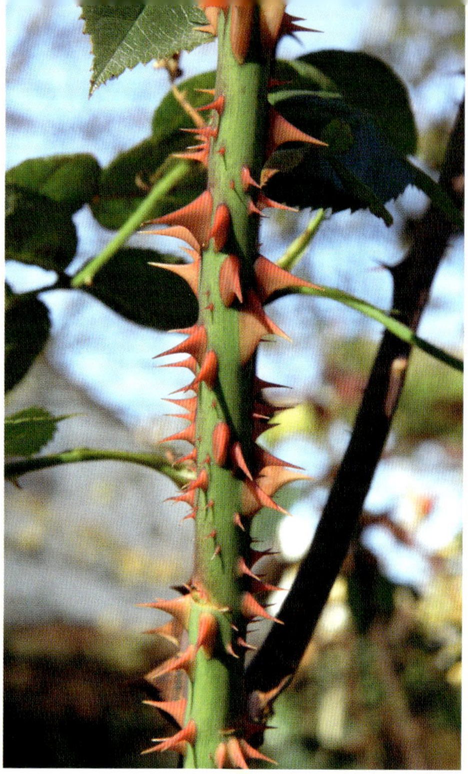

Ihre wehrhaften Stacheln zeigen die Abgrenzungsfähigkeit.

WESEN UND SIGNATUREN DER SINNE

SCHÖNHEIT, VOLLKOMMENHEIT, LIEBE, FRUCHTBARKEIT, WEIBLICHKEIT

Charakteristisch für die „Königin der Blumen“ ist ihre Blühfreudigkeit und Fruchtbarkeit. So verkörpert sie den Triumph des ewig Weiblichen. Die Blüten sind aus unzähligen seidenweichen Blütenblättern aufgebaut und duften betörend, woran man ihre verschwenderische Fülle und Sinnlichkeit erkennen kann. Allen Rosen ist gemein, dass sie schnell welken, was auf eine hohe Sensibilität hinweist. Während die Dichterrosen weiß und harmlos sind und an Unberührtheit und Jungfräulichkeit denken lassen, versinnbildlichen rosafarbene Blüten Harmonie und Zärtlichkeit, rote Rosen verkörpern dagegen Verlockung, Wollust und das Feurige. Kein Wunder, dass die Blume Venus geweiht wurde, die als Liebesgöttin über alles Schöne herrscht. Griechische Dichter berichten, dass die Rose ursprünglich reinweiß gewesen sei und durch das Blut der Aphrodite (das Pendant in der römischen Mythologie ist Venus) rot gefärbt wurde.

Bitte beachten

Risiken und Nebenwirkungen sind bei Anwendung der Rosenblüten nicht bekannt. Das ätherische Öl ist nicht zur Einnahme bei Schwangeren, Säuglingen und Kleinkindern geeignet; Einreibungen bei Kleinkindern nur in geringster Konzentration (0,5 %).

Das dornige Gestrüpp älterer Pflanzen und die wehrhaften Stacheln zeigen ihre Abgrenzungsfähigkeit. Somit sind Rosenzubereitungen vor allem für erwachsene Frauen von Vorteil, die durch ein gutes Selbstwertgefühl beispielsweise ihren beruflichen Erfolg finden und so ein autonomes Leben führen können. Rote Rosen sind seit Urzeiten Herzblumen und verkörpern die Liebe. Sie rühren uns auf verschiedene Weise an und unterstützen uns, die Knospen der reifen und selbstlosen Liebe zu öffnen, die ohne Erwartungshaltung ist.

Rosenblätter gehören wegen ihrer Gerbstoffe zu den mild zusammenziehenden Mitteln. Ein Aufguss nützt als Spülung bei Entzündungen der Mund- und Rachenschleimhaut wie bei Halsschmerzen, als Tee getrunken bei leichten Durchfällen und als Sitzbad bei Ausfluss. Das köstliche, aber sehr teure Rosenöl ruft nicht nur durch den Wohlgeruch eine friedliche und harmonische Stimmung hervor und ist damit eine wichtige Seelenpflanze in Zeiten depressiver Stimmungen. Seine ätherischen Öle wirken zudem hemmend auf das Wachstum von Bakterien und Pilzen, weshalb es unter anderem auch nach einer Infektion mit dem Hefepilz *Candida albicans* und zur Befeuchtung und Stabilisierung einer trockenen und gereizten Vaginalschleimhaut genutzt wird.

WERTGEBENDE INHALTSSTOFFE

Blüten: Gerbstoffe, ätherisches Öl, Saponine, Flavonoide
Rosenöl mit den Hauptkomponenten Citronellol, Geraniol und Nerol

WIRKSPEKTRUM AUF EINEN BLICK

- Rosenblüten bei leichten Entzündungen im Mund, Rachen, Hals, Darm und der Vaginalschleimhäute.
- Blüten und ätherisches Öl aphrodisisch, beruhigend, nervenstärkend, leicht antidepressiv.
- Ätherisches Öl zum Aufbau einer gesunden Scheidenflora.

SAMMELTIPPS

Die frisch aufgeblühten Blätter jeder duftenden Gartenrose eignen sich zum Sammeln und Trocknen im Schatten. Nur dürfen sie nicht gespritzt sein und sollten in den frühen Morgenstunden geerntet werden.

Pflanzenzubereitungen

ROSENBLÜTENTEE

Bei leichten Schleimhautentzündungen

1 gehäuften TL Rosenblüten mit 250 ml heißem Wasser überbrühen. Denn Tee 8 Minuten ziehen lassen und anschließend abseihen. Zum Spülen oder als Sitzbad verwenden oder bis zu 3 Tassen täglich trinken.

ROSENÖL-VAGINALTAMPON

Zum Aufbau einer gesunden Scheidenflora

2 Tropfen ätherisches Rosenöl mit 2 EL Naturjogurt verrühren. Einen Minitampon in die Mischung tauchen, bis er sich komplett vollgesogen hat. Den Tampon vor dem Schlafengehen einführen und am Morgen entfernen. Abhängig von den Beschwerden, die Anwendung etwa 2 Wochen jede Nacht durchführen.

SINNLICHES BAD MIT ROSENBLÜTEN

Zur Beruhigung, Nervenstärkung und zum Wecken der Lust

Für das Rosenbad lassen Sie 1 Handvoll frisch gepflückte Rosenblätter auf dem Badewasser schwimmen. Alternativ können Sie auch 3–5 Tropfen ätherisches Rosenöl mit 2 EL Sahne mischen und ins warme Badewasser geben.

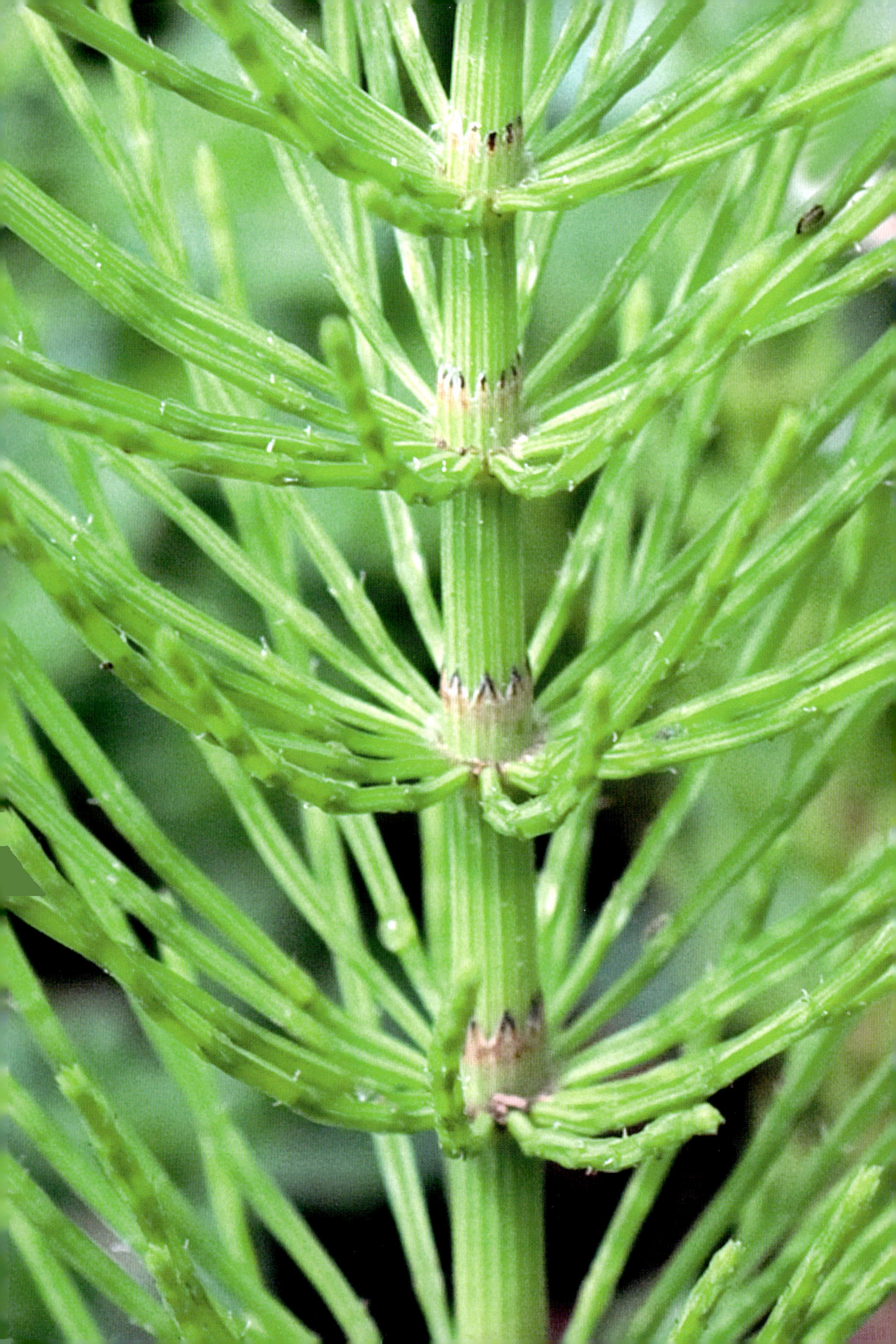

Formgebende Kräfte aus der Urzeit

Schachtelhalm

Equisetum arvense

KLEINE PFLANZENKUNDE

Schachtelhalme sind keine Blühpflanzen und gehören zu den ganz alten und primitiven Pflanzen der Urzeit. Ihre Hochzeit hatten sie im Karbonzeitalter vor rund 350 Millionen Jahren. Damals wuchsen sie bis zu 30 m in die Höhe. Heute wird der Schachtelhalm nicht größer als etwa 50 cm und ist auf der nördlichen Erdhalbkugel verbreitet. Im zeitigen Frühjahr treibt er eine fortpflanzungsfähige Sporenähre mit grünlichem Sporenstaub. Aus diesem wachsen im Sommer grüne tannenbaumähnliche Pflanzen. Die Sommerwedel sind gerippt, hohl, verschachtelt und haben quirlförmig angeordnete Äste. Schachtelhalm bevorzugt feuchte und lehmige Böden und wächst bis in 2000 m Höhe. Tief unter der Erde ist er mit einem weit verzweigten und wasserführenden Wurzelwerk verankert. Die feinen Wurzeln lösen auch Silikate aus dem Boden und nehmen sie auf. Der gelöste „Kiesel" wird von der Pflanze zum Teil wieder ausgeschieden und ist Ursache dafür, dass sich die Oberfläche rau anfühlt.

Die Zweige scheinen aus ineinandergesteckten Gliedern zu bestehen.

VOLKSNAMEN UND NAMENSDEUTUNG

Ackerschachtelhalm, Pferdeschwanz, Rossschweif, Scheuergras, Zinnkraut

Die wissenschaftliche Gattungsbenennung geht aus von den steifen Borstenhaaren verschiedener *Equus*-Arten (*equus* = Pferd; *seta* = Borste) und vergleicht diese mit den dünnen Ästen des Schachtelhalms. Der Beiname *arvense* benennt den bevorzugten Standort (lat. *arvum* = Ackerland). Da das kieselsäurehaltige Kraut traditionell als Putzmittel für Zinngeschirr verwendet wurde, kam es zu den geläufigen Volksnamen Zinnkraut oder Scheuergras. Die deutsche Bezeichnung bekam der Schachtelhalm wegen seiner schachtelartig ineinandergesteckten Stängelglieder.

WESEN UND SIGNATUREN DER SINNE

Formgebung, Gliederung, Ordnung und Reinigung

Die strenge Strukturierung, die klare und schnörkellose Form sind das Wesen der Pflanze, das durch eingelagerte Kieselsäure entsteht. Die pflanzlichen „Kieselsteinkräfte" festigen, ordnen und richten

auf. Herausragend ist zum einen die aufbauende Wirkung des Schachtelhalms auf das Bindegewebe und das Skelett, also jene Gewebe, die unseren Körper formen, zum anderen auch die stärkende Wirkung auf das Immunsystem. Gleichzeitig reinigen seine Kräfte. Starre Strukturen werden ausgeglichen, verloren gegangene Elastizität und Flexibilität gefördert. Wir bemerken oftmals starre Wesenszüge bei älteren Menschen, für die diese Pflanze besonders hilfreich ist. Die bedeutende Arznei für Knochen und Bindegewebe zeigt sich in seinen architektonischen Gestaltungselementen. Die Stängel des lebenden Fossils sind stabil und doch elastisch. Die Pflanze unterscheidet sich deutlich von anderen, da sie nur sehr reduzierte Blätter hat und auf die Blüten ganz verzichtet. Seine Gestalt zeigt nur Wesentliches und Notwendiges. Die einzelnen Glieder stecken ineinander und lassen sich Stück für Stück auseinanderziehen. In seiner Grundstruktur wirkt der Schachtelhalm wie das pflanzliche Abbild der menschlichen Wirbelsäule.
Als Heilkraut der Harnwege und Nieren hat er auch einen Bezug zum Element Wasser. Wenngleich die grünen Schachtelhalmsprosse auf den ersten Blick trocken und spröde wirken, sind seine bevorzugten Standorte des Zinnkrauts doch feuchte Böden. Sein Stängel ist innen hohl und er führt Wasserröhren. Aus den Böden holt er über Nacht große Wassermengen, die dann auch morgens als aktive Ausscheidungen zu sehen sind. Die kleinen Tröpfchen sind nicht der Tau der Nacht, sondern aktive Wasserausscheidungen, sogenannte Guttationen.

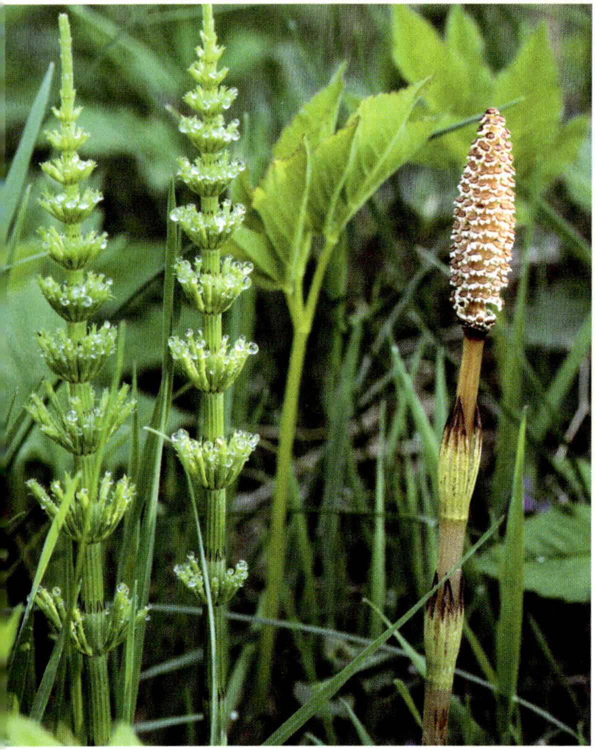

Guttationstropfen zeigen einen starken Bezug zum Wasser.

Bitte beachten

Neben- und Wechselwirkungen mit anderen Mitteln sind nicht bekannt. Jedoch sollten Sie bei Herzschwäche oder Nierenfunktionsstörungen keine Durchspülungstherapie durchführen, um die Organe nicht zu überlasten.

WERTGEBENDE INHALTSSTOFFE

Etwa 10 % mineralische Bestandteile (davon zwei Drittel Kieselsäure), Flavonoide, Kaffeesäurederviate, etwas ätherisches Öl, Sterole, Spuren von Alkaloiden

WIRKSPEKTRUM AUF EINEN BLICK

- Wegen seiner harntreibenden Wirkung eignen sich innere wie auch äußere Anwendungen zur Durchspülung der ableitenden Harnwege, bei Nierengrieß, Erkrankungen der Harnwege, Nieren- und Blasenleiden. Zudem hilft Schachtelhalm als „Blutreinigungsmittel" zur Entgiftung über die Nieren und bei Frühjahrskuren.
- Der hohe Kieselsäuregehalt fördert die Regeneration der Haut und seiner Anhangsgewebe Haare und Nägel. Dem Bindegewebe, Knochen, Knorpel, Sehnen und Bändern verleiht er die nötige Spannkraft und Elastizität.
- Kieselsäure stärkt auch das unspezifische Immunsystem, indem es die Makrophagen („Fresszellen") aktiviert. Chronische Entzündungen wie rheumatische Erkrankungen oder ständig wiederkehrende Erkältungskrankheiten sind weitere Indikationen.

SAMMELTIPPS

Zu Heilzwecken werden nur die frischen grünen Sommertriebe ohne Sporenähren und schwarze Stängelteile verwendet. Gebündelt lassen sie sich gut lufttrocknen. Wer den Schachtelhalm medizinisch nutzen möchte, sollte ihn gut kennen. Es gibt verschiedene Arten, die sich recht ähnlich sehen und darunter solche, die giftige Substanzen enthalten.

Pflanzenzubereitungen

SCHACHTELHALMTEE

Zur Durchspülung der Harnwege, Kräftigung von Bindegewebe und Knochen sowie bei chronischen Entzündungsprozessen

1–2 TL zerkleinertes Kraut mit 1 Tasse kaltem Wasser ansetzen. Das Gemisch zum Kochen bringen und etwa 15 Minuten auf kleiner Flamme nachköcheln lassen. Anschließend durch ein Teesieb geben. Davon 3–4 Tassen über den Tag verteilt trinken.

BAD UND KOMPRESSE AUS SCHACHTELHALM

Bei schlecht heilenden Wunden, entzündlichen Hauterkrankungen und zur Anregung der Nierentätigkeit

10 TL Schachtelhalmkraut mit 1 l Wasser überbrühen. Den Ansatz 1 Stunde auf kleiner Flamme ausziehen lassen, abseihen und entweder dem Badewasser zusetzen oder als Umschlag verwenden. Für die Kompresse ein Innentuch mit dem sehr warmen Aufguss tränken, auswringen und auf die Nierengegend auflegen. Den Bereich mit einem trockenen Außentuch abdecken, an die Flanken zusätzlich zwei Wärmflaschen legen und etwa eine halbe Stunde wirken lassen.

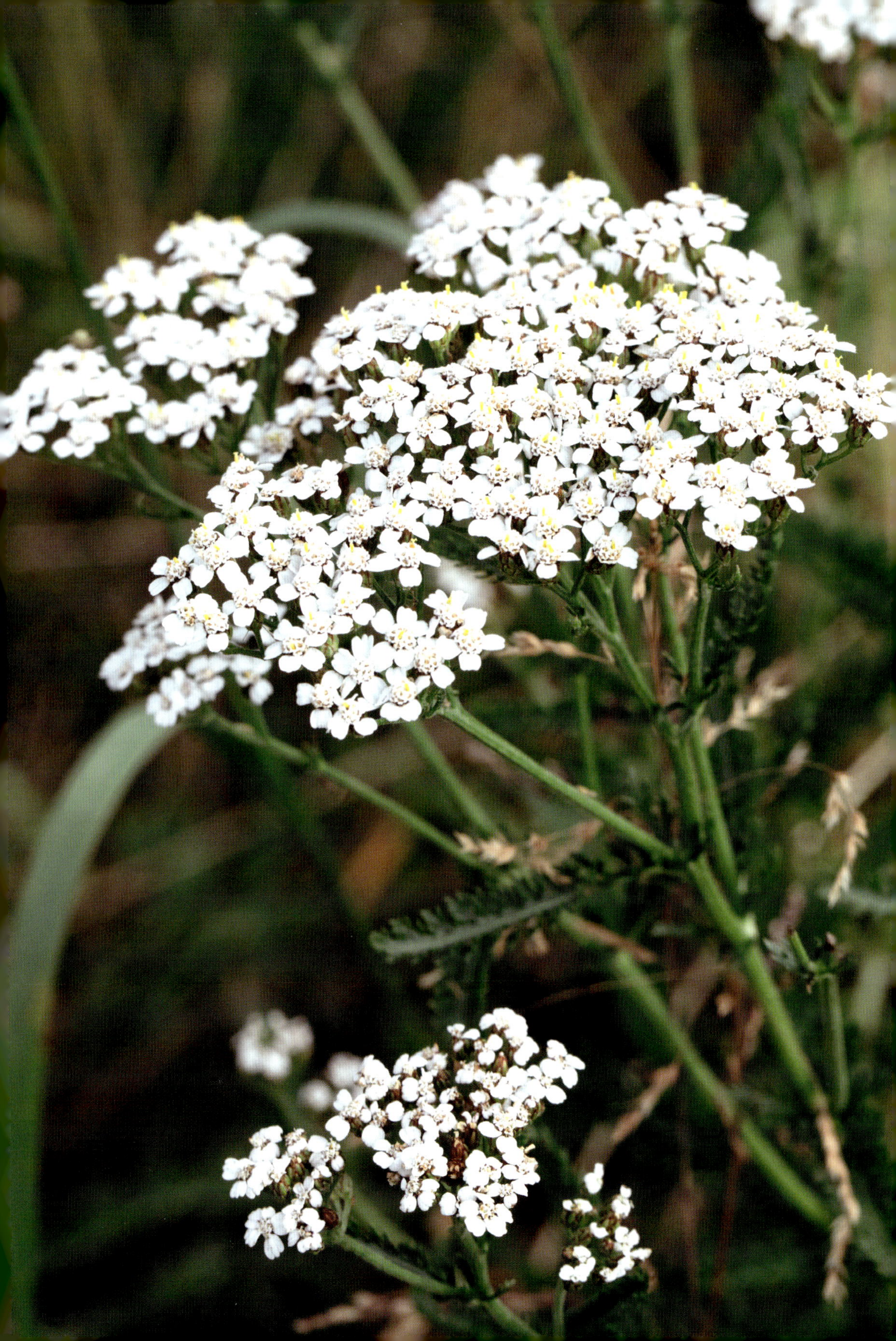

Medizin für Verwundete

Schafgarbe

Achillea millefolium

KLEINE PFLANZENKUNDE

Sie sind Blütenkinder der trockenen Wiesen, Weg- und Feldränder sowie der Ödplätze. Während ihnen Dürre, Hitze, Kälte und selbst die chemischen Waffen der landwirtschaftlichen Kriegsführung wenig anhaben können, meiden Schafgarben die ständige Nässe. Sie sind über die nördliche Halbkugel verbreitet. In Europa werden sie im Flachland bis 60 cm hoch, die alpinen Varianten gedeihen bis in Höhen von 2500 m und werden nur etwa 20 cm hoch.
Die Wildpflanzen formen einen dichten Wurzelstock, eine am Boden aufliegende Blattrosette und wenige Blätter am kräftigen Blütenstängel. Das grüne, gefiederte Blattwerk wirkt zart wie eine Feder. Die Blätter riechen beim Zerreiben aromatisch würzig und schmecken herb und leicht bitter. Obwohl der Blütenstand an aufgespannte Schirmchen erinnert und damit ein Doldengewächs vermuten lässt, gehören Schafgarben zu den Korbblütlern, deren fünfstrahlige Blütenkörbchen in ihrer Vielzahl eine zusammengesetzte Trugdolde bilden. Von Juni bis in den Oktober hinein erscheinen die kleinen elfenbein- oder rosafarbenen Blütenköpfchen. Ihren Fortbestand sichern die Pflanzen sowohl durch Ausläufer wie auch durch Samen.

Schafgarben gedeihen auf trockenen und kargen Böden.

VOLKSNAMEN UND NAMENSDEUTUNG

Achilleskraut, Augenbraue der Venus, Bauchwehkraut, Heil aller Schäden, Jungfernbraue, Soldatenkraut, Tausendblatt, Wundkraut

Achillea leitet sich vom griechischen *achilleios* ab. Der beinahe unverwundbare griechische Held Achilles wurde beim Kampf mit einem vergifteten Pfeil an der Ferse verletzt. Der Zentaur Chiron soll ihm die Verwendung der Schafgarbe als Wundkraut gelehrt haben. Das Artepithet bezieht sich auf die Form der Blätter: *millefolium* = tausendblättrig.
Während sich der erste Teil des deutschen Namens auf die Beobachtung bezieht, dass Schafe das Wiesenkraut gerne bei Erkrankung fressen, bedeutet der zweite Wortteil (-garbe, von althochdeutsch *garve*) gesund machen. Sehr poetisch benannten mittelalterliche Gelehrte das fein ziselierte Blatt *supercilium veneris* = Augenbraue der Venus.

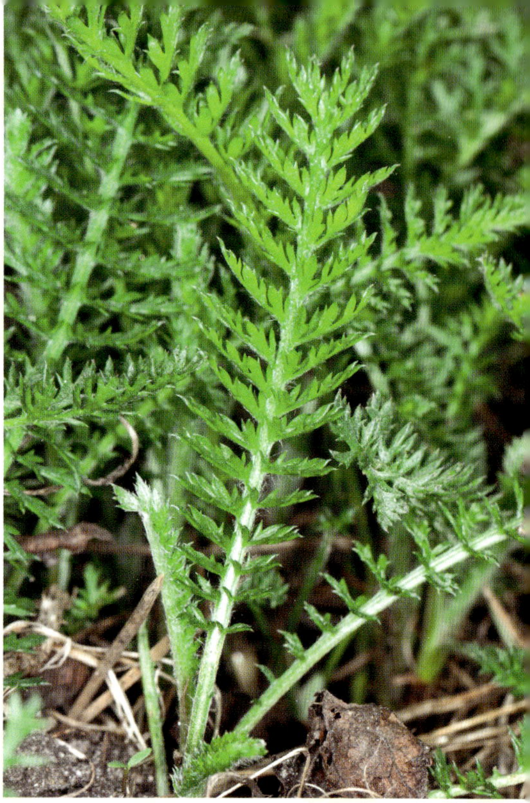

Das fein ziselierte Blatt erinnert an Knochen mit anhängenden Blutgefäßen.

WESEN UND SIGNATUREN DER SINNE

Schutz, schliesst Wunden aller Art, Ausgleich und Balance

Schafgarbe ist die Heilpflanze der Krieger und Verwundeten. Sie besticht durch ihre Robustheit und kann als Pionierpflanze auch unter kargen Bedingungen „Neuland“ erobern. Während ihre Wurzeln fest im Boden verankert sind, erscheinen die Trugdolden als Schirmchen über den rundlich massiven und zähen Stängeln. In der Symbolik steht sie deshalb für Schutz, Ausgleich und Balance. Signaturkundige sehen in den fein ziselierten Blättern Knochen mit anhängenden Arterien.

Die Gerbstoffe der Blätter trocknen und ziehen die Gewebe zusammen, die ätherischen Öle wirken entzündungshemmend – alles Eigenschaften, die der Verletzte braucht. So wundert es nicht, dass Schafgarbenzubereitungen ein Heilmittel bei tiefen Schnitten sind. Selbst in potenzierter Form sind diese Kräfte noch wirksam, vor allem wenn ein Blutsturz droht oder Nasenbluten, innere Verletzungen oder Magenbluten begleitet von hohem Fieber auftreten. Auch auf der seelischen Ebene schließt die Schafgarbe alle Arten von Wunden und schirmt mit ihrem Schutzmantel aus weißem Licht negative Einflüsse ab.

Ein altes Sprichwort sagt: „Schafgarbe im Leib, tut wohl jedem Weib“. Sie wurde Venus bzw. Aphrodite, der Göttin der Liebe und Schönheit geweiht, die ja auch „die Schaumgeborene“ heißt. Wiesen mit dichten Blütenbeständen wirken manchmal wie mit Schaum überzogen. Das Frauenheilkraut mildert wegen seiner zusammenziehenden und blutstillenden Wirkung übermäßige Blutungen aus der Gebärmutter, sei es während der Periode oder nach Traumen aller Art, und löst gleichzeitig Krämpfe.

Bitte beachten

Schafgarbenzubereitungen sind gut verträglich. Nur bei einer Überempfindlichkeit gegen Schafgarbe oder Korbblütengewächse bestehen Kontraindikationen. Während der Schwangerschaft sollte Schafgarbe nur nach Absprache mit dem Arzt genutzt werden. Bei sensiblen Menschen kann es zu allergischen Hautreaktionen (Wiesendermatitis) kommen.

Es ist auch ein mildes Bittermittel, das die Verdauungssäfte zum Fließen bringt. Vor allem im Frühling sind die Blätter gefüllt mit heilkräftigem Saft, den wir für entschlackende Frühjahrskuren nutzen können.

WERTGEBENDE INHALTSSTOFFE

Bitterstoffe wie Achillein, Gerbstoffe, ätherische Öle mit Proazulen, Kampfer, fettes Öl, Harz, Inulin, Vitamin C, Flavonoide, Kieselsäure, Kaliumsalze

WIRKSPEKTRUM AUF EINEN BLICK

> Regt die Sekretion der Verdauungsdrüsen an und ist geeignet bei Appetitlosigkeit, Blähungen, Völlegefühl und zur Leberstärkung.
> Stillt besonders hellrote Blutungen, Blutungen der Schleimhäute wie Nasenbluten, Magenbluten, eine zu starke Menstruation.
> Löst Krämpfe im Unterleib und Periodenstörungen.
> Äußerlich zur Wundheilung und bei Krampfaderleiden.

SAMMELTIPPS

Ernten Sie die Blätter im Frühjahr und die Blüten und Blätter, wenn die Schafgarbe in voller Blüte steht. Am besten sammeln Sie es in der Mittagshitze ohne dickere Stängelanteile und trocknen es im Schatten bei nicht mehr als 40 °C.

Pflanzenzubereitungen

SCHAFGARBENTEE

Für die Verdauung, die Leber und bei Krämpfen

2 gehäufte TL getrocknetes Kraut mit ¼ l heißem Wasser übergießen, 15 Minuten ziehen lassen. 2–3 Tassen täglich trinken.

SCHAFGARBENTINKTUR

Bei hellroten Blutungen und Krämpfen

Die Blätter mit hochprozentigem Alkohol im Verhältnis 1 zu 5 ansetzen, 14 Tage ausziehen lassen, danach abseihen und in Braunglasflaschen umfüllen. Davon dreimal täglich 10–30 Tropfen einnehmen.

WUNDUMSCHLAG FÜR VERLETZTE

Bei Verletzungen oder Krampfaderleiden

Eine Kompresse mit der verdünnten Tinktur tränken und auflegen. Bis zu dreimal täglich erneuern.

FRÜHJAHRSKUR

Bittermittel, um die Sekretion der Galle zu erhöhen

Für die Frühjahrskur täglich 1 TL des frisch gepressten Safts über 14 Tage einnehmen oder die Blätter unter den Wildkräutersalat mischen.

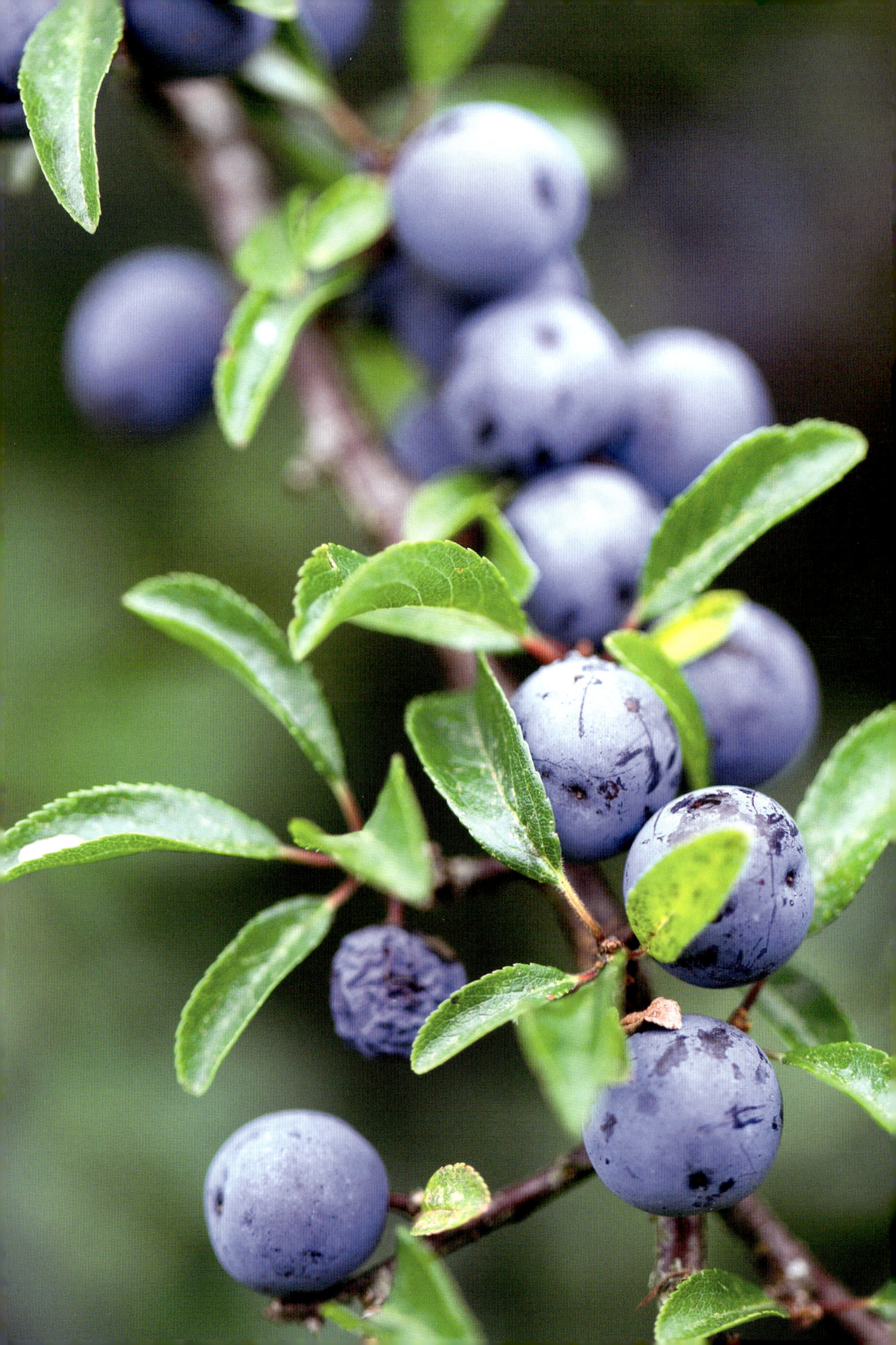

Abgrenzung von allem, was stört

Schlehe

Prunus spinosa

KLEINE PFLANZENKUNDE

Der Schlehdorn gilt als die Urmutter unserer Zwetschgen und Pflaumen. Botanisch gehört der anspruchslose Strauch oder kleine Baum zu den Steinobstgewächsen innerhalb der Rosengewächse. Er wird nur etwa 3 m hoch und hat mit Dornspeeren bewehrte, stark verzweigte Äste mit einer schwarzen Rinde. Schlehen sind in Europa und Vorderasien beheimatet und können mit bis zu 500 Jahren ein ehrwürdiges Alter erreichen. Ihre Wurzeln reichen tief in die Erde, weshalb ihnen Stürme sogar an Steilhängen wenig anhaben können. Deshalb stehen sie von Natur aus als Heckenpflanze am Waldrand und sind für felsige Berghänge geradezu prädestiniert.
Als Frühlingszeichen erscheinen oft schon Ende März die zahlreichen weißen, ähnlich wie Bittermandel riechenden, fünfzähligen Blüten noch vor dem Austrieb der eiförmigen, gesägten Blätter. Die kugeligen Steinfrüchte sind zunächst grün, färben sich im Herbst blau und sind mit einem zarten Reif belegt.

Die blauen Früchte schmecken herb und ziehen die Gewebe zusammen.

Sie schmecken herb und sind erst im Spätherbst nach den ersten Nachtfrösten im Oktober und November erntereif.

VOLKSNAMEN UND NAMENSDEUTUNG

DORNSCHLEHE, HAGELDORN, HECKENDORN, SCHLEHDORN, SCHWARZDORN

Der germanische Baum soll seine Bezeichnung von dem althochdeutschen *slêhe* (= stumpf, wegen der die Zähne stumpf machenden Früchte) bekommen haben. Möglich ist auch eine Herleitung des altslawischen *sliva* für Zwetschge. Während der Gattungsname *Prunus* den Pflaumenbaum bezeichnet, ist sein Beiname *spinosa* (lat. *spina* = Dorn) ein deutlicher Hinweis auf die spitzstacheligen Auswüchse.

WESEN UND SIGNATUREN DER SINNE

ABGRENZUNG, SCHUTZ, WIDERSTANDSKRAFT, VITALITÄT, POLARITÄT

Mit ihren scharfen, wehrhaften Dornen und dem dicht wachsenden Unterholz bilden Schlehen undurchdringliche Barrieren. Von jeher gelten sie als Schutzstrauch vor Blitz, Donner und Krankheit. Oft suchen sie sich Reizzonen zum Wachsen mit gestörtem Energiefluss. Pflanzen mit wehrhaften Dornen sind Signaturen, um beim Menschen die Widerstandskraft zu erhöhen, die Vitalität anzuregen und giftige Stoffe über die Ausscheidungen loszulassen. Generell sind Schlehdornzubereitungen geeignet zur Entgiftung (Abführen und Blutreinigen), zur Energetisierung bei Kraftlosigkeit, in Zeiten der Rekonvaleszenz und zur Steigerung der Abwehrkräfte. Sie sind vor allem ein Heilmittel für den sensiblen Menschen, der sich schützen und abgrenzen möchte, und gibt jenen den inneren Frieden, die ständig das Gefühl haben, sich wehren und abgrenzen zu müssen. Deshalb sind sie eher bei chronischen als bei akuten Leiden und bei Störungen der Immunreaktion hilfreich.

Schlehen sind altgermanische Sträucher und standen in der keltischen Mythologie wegen ihrer schneeweißen Blüten, die aus kahlen, schwarzen und dornenreichen Ästen hervortreiben, zwischen Leben und Tod. Sie tragen die Polarität in sich. Die weiße Farbe der Blüten hat eine Sympathie zur Lymphe, die eine bedeutende entgiftende Funktion hat. Wissenschaftler von heute begründen die schwach harntreibende, mild abführende und entschlackende Wirkung durch die enthaltenen Flavonoide und Gerbstoffe. Die dunklen Früchte symbolisieren erst einmal Stagnation. Sie werden im Spätherbst geerntet, wenn die kalte Jahreszeit beginnt und die Dunkelheit zunimmt. Und doch sind sie wahre Lebendigmacher und Vitalstoffspender, da sie die ganzen Lichtkräfte über die Sommermonate eingezogen haben.

Das ganze Gewächs und insbesondere die Beeren haben einen adstringierenden (zusammenziehenden) Geschmack, der durch den Gerbstoffgehalt bedingt ist. Wo Wunden und Entzündungen mit mikroskopisch feinen Eiweißfäden abgedichtet werden sollen, weil das Gewebe zu zerfallen beginnt, können Anwendungen mit der Tinktur formen, kräftigen, heilen und die Geschmeidigkeit der Haut bewahren.

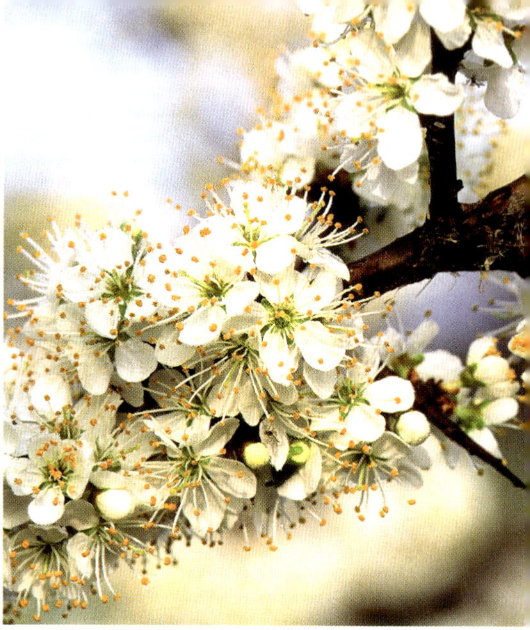

„Ist's ein später Winterreif oder erste Schlehenblüte?" (Paul Heyse): Die Blüten gelten als sicheres Frühlingszeichen.

Bitte beachten

Schlehdornblüten duften nach bitteren Mandeln, was durch einen geringen Gehalt an Blausäure bedingt ist. Nebenwirkungen sind jedoch nicht zu erwarten, da sich dieser Stoff bei der Trocknung verflüchtigt.
Die Kerne der Früchte sollten wegen der Blausäure nicht verzehrt werden.

WERTGEBENDE INHALTSSTOFFE

Blüten: Flavonoide, Cumarin, Gerbstoffe, wenig Blausäureglykoside
Früchte: Zucker, Gerbstoffe, Bitterstoffe, Fruchtsäuren, Vitamin C, Pektin, Anthocyane, Eisen, etwas fettes Öl

WIRKSPEKTRUM AUF EINEN BLICK

- Blüten: als abführendes und blutreinigendes Mittel, bei Erkältungskrankheiten und zur Förderung der Harnmenge bei Nieren- und Blasenleiden.
- Beeren: äußerlich bei Hautausschlägen, zum Vorbeugen von Wundliegen und als Gurgellösung bei Entzündungen in der Mundhöhle.
- Schlehensaft wirkt allgemein stärkend bei Kraftlosigkeit und Anämie, antioxidativ, entzündungshemmend und bei Appetitlosigkeit.

SAMMELTIPPS

Der Blütenzauber im Frühjahr dauert nur wenige Tage. Dann gilt es, die Blüten rasch zu ernten und lagenweise zu trocknen. Erntezeit der Früchte ist nach den ersten Nachtfrösten im Spätherbst. Ihr Geschmack ist dann nicht mehr säuerlich abschreckend, sondern eher erfrischend.

Pflanzenzubereitungen

SCHLEHENBLÜTENTEE

Als mildes Abführmittel, zur Blutreinigung und bei Blasenleiden

1 TL getrocknete Blüten mit 250 ml kaltem Wasser übergießen, zum Sieden bringen, danach abseihen. Davon 2 Tassen täglich trinken.

TINKTUR AUS DEN BEEREN

Als Heilmittel für die Haut und Schleimhäute

2 Handvoll getrocknete Beeren mit hochprozentigem Alkohol im Verhältnis 1 zu 5 übergießen und 2 Wochen an der Sonne stehen lassen. Danach abgießen und in Braunglasflaschen füllen. ½ TL in etwas Wasser lösen oder als Waschung und Gurgellösung verwenden.

SCHLEHENSAFT

Für Schwache und Erschöpfte

Frisch geerntete Schlehenbeeren waschen, säubern und mit kochendem Wasser übergießen. Die Mischung über Nacht stehen lassen, am Morgen das Gemisch aufkochen und abermals eine Nacht ruhen lassen. Den so gewonnenen Saft erneut aufkochen und Honig oder Zucker im Verhältnis 1 zu 4 zugeben. Den dabei entstehenden Schaum abschöpfen, den Saft in ausgekochte Flaschen füllen und einwecken. Davon bis zu dreimal täglich 1 EL einnehmen.

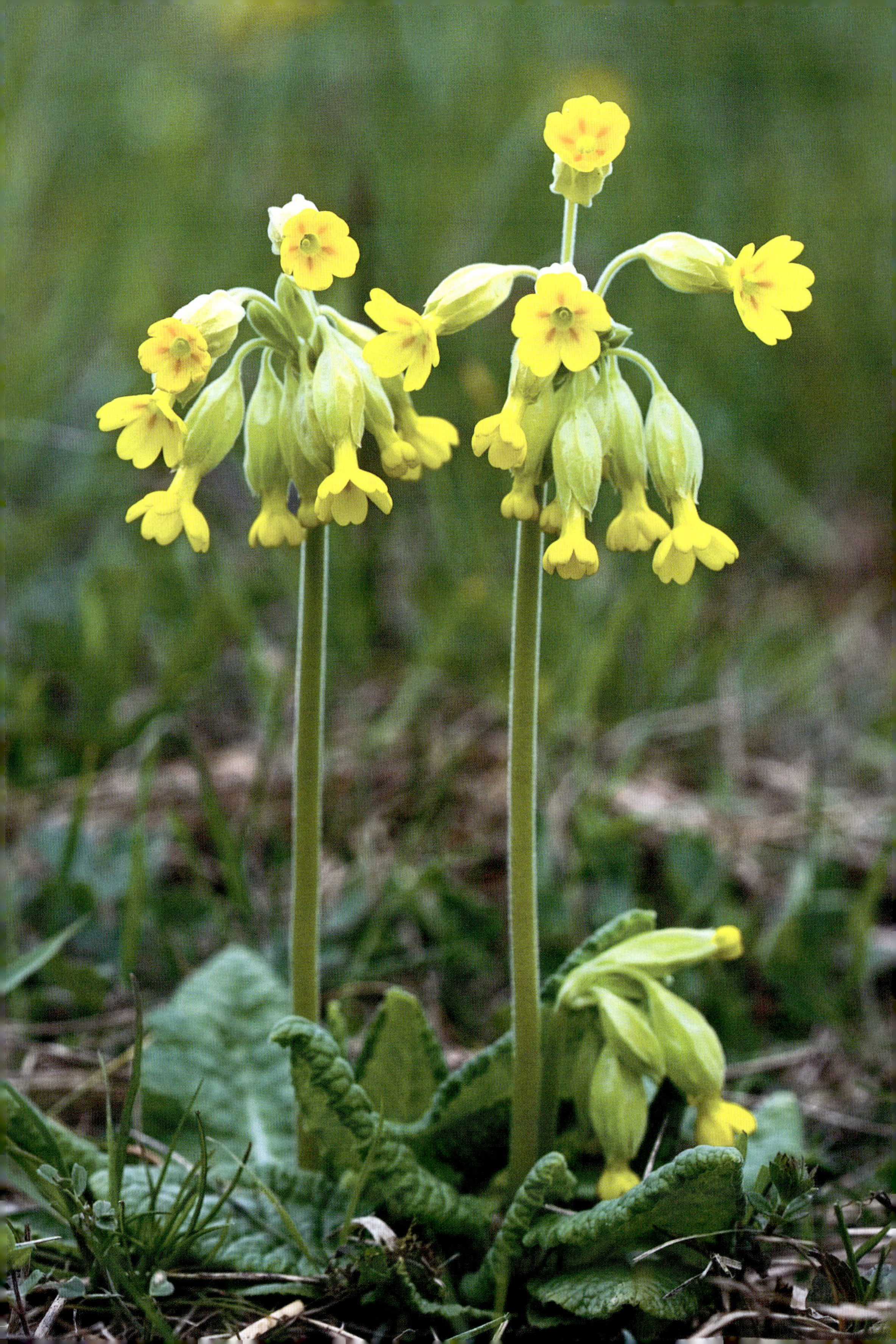

Verscheucht die Krankheiten des Winters

Schlüsselblume

Primula elatior und P. veris

KLEINE PFLANZENKUNDE

Die Blütenstände der Schlüsselblume oder Primel mit ihren glockenförmigen Blüten sind ein typischer Frühlingsbote und öffnen die Tore des Lenzmonats. Sie lassen an einen Schlüsselbund mit Hohlschlüsseln denken. Die dottergelbe, fünfzipfelige Krone wird durch einen grünen Kelch gehalten, hat fünf rot-gelbe Flecken an der Innenseite und wächst an bis zu 20 cm hohen, blattlosen Stängeln. Im Frühjahr treiben die mehrjährigen Pflanzen aus ihrem kurzen Wurzelstock eine grundständige Blattrosette. Die Blätter selbst sind behaart, gewellt, oval, bis 20 cm lang und nach unten verschmälert gekerbt. Ihre Hauptrippe ist eingezogen. Schlüsselblumen gehören zu den Primelgewächsen. Ihr Vorkommen liegt in Europa sowie Zentral- und Vorderasien. Während die Echte Schlüsselblume (*Primula veris*) eher auf trockenen Wiesen und in der Alpenregion verbreitet ist, sind die schattigen Laub- und Mischwälder Mitteleuropas die Heimat der Wald-Schlüsselblume (*Primula elatior*).

Das lichte und sonnenhafte Wesen der Blüten kennzeichnet sie als Heilmittel bei Melancholie.

VOLKSNAMEN UND NAMENSDEUTUNG

Allelujableaml, Arzneiprimel, Primel, Eierkraut, Fastenbleaml, Himmelsschlüssel, Kirchenschlüssel, Osterblümli, Wiesenprimel

Weil sie eine der ersten Blumen im Vegetationsjahr ist, erhielt die Schlüsselblume den lateinischen Gattungsnamen *Primulus* (die Verkleinerungsform von *primus* = der Erste). Das Artepithet *veris* der Echten Schlüsselblume ist der Genitiv vom lateinischen *vēr* (= Frühling). Somit könnten wir den botanischen Namen mit „kleine Erste des Frühlings" übersetzen. Selten gibt es so zärtliche wissenschaftliche Bezeichnungen. Die Wald-Schlüsselblume wird auch Hohe Schlüsselblume genannt, was sich (wie auch der wissenschaftliche Beiname *elatior* = höher, erhabener) auf den aufrechten Wuchs bezieht.

WESEN UND SIGNATUREN DER SINNE

Wärme, Schlüssel zu Vitalität, Belebung, Freude und Zuversicht

Wenn die Sonne um die Osterzeit herum allmählich wieder an Kraft gewinnt, dann finden wir auf den Wiesen die Lieblingspflanze der Frühjahrsgöttin Ostara, die Schlüsselblume. Ihr lichtes, frühlings- und sonnenhaftes Wesen und der honigartige Blütenduft lassen uns frei durchatmen. Einen Hinweis zum Organ Lunge finden wir auch in der luftig-schaumig wirkenden Blattstruktur und den behaarten Blättern, die an Flimmerhaare denken lassen. In einigen Gegenden Bayerns kennt man die lieblichen Blumen auch unter dem wenig feinsinnigen Namen „Rotzglocken". Damit beschreibt man jedoch treffend sowohl das Wirkspektrum als auch die Blütenform. Als Frühlingspflanze vertreibt sie auf körperlicher Ebene die Krankheiten des kalten Winters. Bei hartnäckigen Erkältungen in der

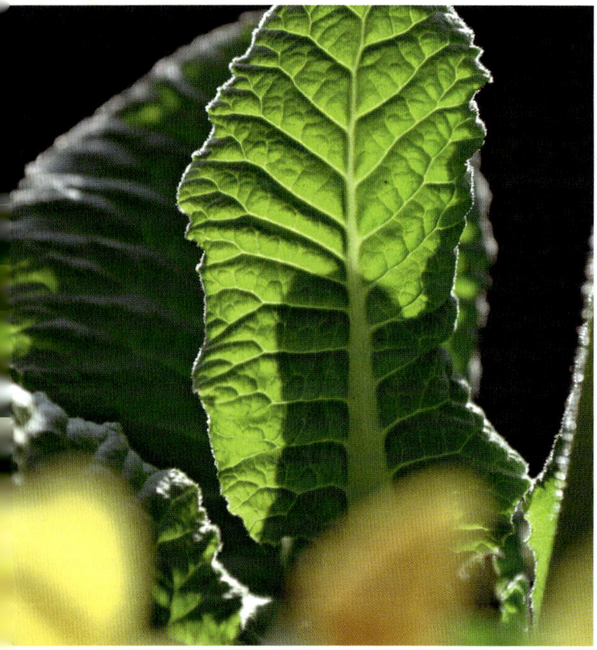

Luftig-schaumig wie Lungengewebe wirkt die Blattstruktur der Schlüsselblume.

Bitte beachten

Gegenanzeigen für Schlüsselblumenanwendungen bestehen bei bekannter Allergie gegen Primelgewächse. Bei Überdosierung der Wurzelzubereitung können Magenbeschwerden und Übelkeit, Erbrechen und Durchfall auftreten. Wechselwirkungen mit anderen Mitteln sind nicht bekannt.

zweiten Phase mit produktivem Schleim fördert sie den Auswurf, wärmt und lässt die Organe der Atemwege wieder frei werden. Als wirksame Bestandteile sieht die Wissenschaft die vor allem in der Wurzel reichlich vorhandenen Saponine. Sie bewirken eine Verflüssigung des Schleims und senken die Oberflächenspannung, wodurch das Sekret besser abgehustet werden kann.

Auf der seelischen Ebene vertreiben Schlüsselblumenzubereitungen die „Dämonen des Winters". Mit diesem Begriff wurden im Mittelalter Melancholie oder depressive Verstimmungen bezeichnet, die sich durch die von der Sonne und dem Licht verliehenen und gespeicherten Pflanzenkräfte (Carotinoide, Flavonoide, ätherische Öle) verscheuchen lassen. Die Blüten vitalisieren, erhellen die Psyche und helfen Ängste, alte Erinnerungen und seelische Verletzungen loszulassen, denn in der goldgelben Frühlingspflanze ruht die Kraft des Neubeginns. Vor allem ein in den Abendstunden getrunkener Blütenaufguss ist ein bewährtes Beruhigungs- und schlafförderndes Mittel, bei leichter Nervosität, Depression und Überaktivität.

WERTGEBENDE INHALTSSTOFFE

Saponine (u. a. Primulasäure), Salicylsäureglykoside, Primverin, etwas ätherisches Öl; Carotinoide und Flavonoide in den Blüten

WIRKSPEKTRUM AUF EINEN BLICK

- Verflüssigt den festsitzenden Schleim in den Nebenhöhlen, bei chronischem Bronchialkatarrh, Alters- oder Raucherhusten, Heiserkeit, Asthma.
- Hilft bei Erkältungskrankheiten in der zweiten Phase mit produktivem Husten und leichtem Fieber.
- Als schlafförderndes Mittel bei Nervosität, leichten Depressionen, Ängsten und Überaktivität.

SAMMELTIPPS

Beide Schlüsselblumenarten stehen unter Naturschutz. Erlaubt ist also nur das Ernten im eigenen Garten. Die Blüten mit Kelch werden von März bis Mai, die Wurzel vorzugsweise kurz vor der Blüte oder nach Verwelken des Stängels im Oktober gesammelt. Blüten und Kraut schnell trocknen und nicht zu dicht in verschlossenen Gefäßen lagern. Frische Blüten sind nicht nur essbare Dekoration, sondern auch Aroma für Süßspeisen.

Pflanzenzubereitungen

TEE AUS BLÜTEN UND KELCHEN

Für hustengeplagte Kinder und Magenkranke

1 gehäuften TL der getrockneten Blüten mit Kelch mit ¼ l heißem Wasser übergießen, nach etwa 5–8 Minuten abseihen. Als Bronchialtee mit etwas Honig süßen. 2–3 Tassen täglich trinken.

PRIMELWURZELTEE

Für Erwachsene mit Husten und Heiserkeit

¼ TL der fein geschnittenen Wurzel mit 1 Tasse kaltem Wasser ansetzen, zum Sieden bringen und nach etwa 5 Minuten abseihen. Bis zu 3 Tassen täglich trinken. Den auf Trinktemperatur abgekühlten Tee mit etwas Honig süßen.

TINKTUR

Zur Lösung des Schleims und Linderung von Ängsten sowie depressiven Verstimmungen

Schlüsselbumenkraut und -wurzeln zerkleinern und in ein ausgekochtes Schraubglas geben. Im Verhältnis 1 zu 10 mit 40%igem Alkohol (Kornbrand) ansetzen und 2 Wochen durchziehen lassen. Danach den Ansatz absieben und in lichtgeschützte Flaschen füllen. Bis zu viermal täglich 20 Tropfen in etwas Wasser verdünnt einnehmen.

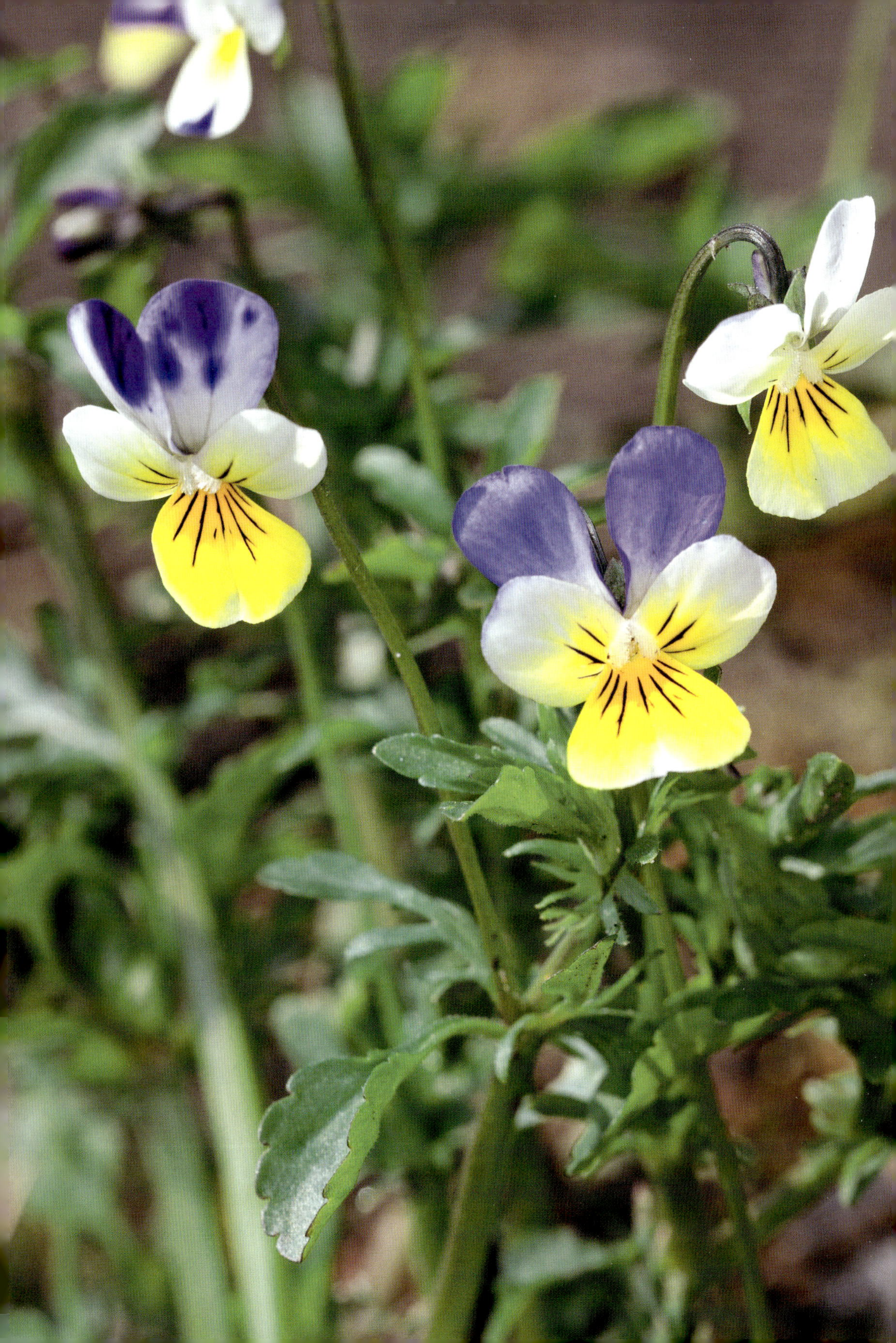

Das „verletzte" Schöngesicht

Stiefmütterchen

Viola tricolor

KLEINE PFLANZENKUNDE

Das anpassungsfähige Wilde Stiefmütterchen gedeiht sowohl auf den besten wie auch auf den schlechtesten Böden. Das Veilchengewächs ist in den gemäßigten Zonen Europas, in Vorderasien und Nordafrika heimisch. Es wächst gerne in Pflanzengemeinschaft auf Wiesen, den Ackerrainen von Roggenfeldern und auf Brachland, häufig im Halbschatten. Selten erreicht die ein- bis zweijährige, zarte Pflanze mehr als 20 cm Höhe. Sie bildet aufrechte, kantige Stängel, die auch verzweigt sind. Die Form der gekerbten bis grobgekerbten Blätter variiert von herzeiförmig bis lanzettlich und an den Ansatzstellen der Blätter finden sich verhältnismäßig große Nebenblätter.
Charakteristisch sind die fünfzähligen Blüten. Ihre Farbnuancen schwanken zwischen reinem Gelb über Blauviolett bis hin zu Weiß bzw. Rosa, häufig mit allen drei Farben in einer Blüte. Meist sind die oberen Kronblätter jedoch violett und zur Mitte hin gelb mit dunkleren Längsleisten gezeichnet. Das Stiefmütterchen blüht von Mai bis in den Oktober hinein. Als Frucht bildet es eine Kapsel mit 1 mm großen Samen, die mit drei Klappen aufspringt. Ameisen sorgen häufig für deren Verbreitung.

Das hübsche Blütengesicht, die feine Struktur und der milde Glanz zeigen uns ein Hautthema.

VOLKSNAMEN UND NAMENSDEUTUNG

ACKERVEILCHEN, DREIFALTIGKEITSBLUME, FREISAMKRAUT, LIEBGESICHT, MÄDCHENAUGE, MUTTERGOTTESSCHUH, SAMTVEIGERL, SCHÖNGESICHT

Viola ist der lateinische Gattungsname und die Bezeichnung mehrerer Veilchenarten. Wild wachsende Arten haben häufig drei Farben (lat. *tricolor*) in der Blüte. Die fünf ungleich geformten Kronblätter gaben ihm seinen deutschen Namen: Das untere, breite Blütenblatt symbolisiert die Stiefmutter, links und rechts von ihr die beiden bunt gekleideten Töchter und oben auf den meist violetten Kelchblättern sitzen die Stieftöchter.

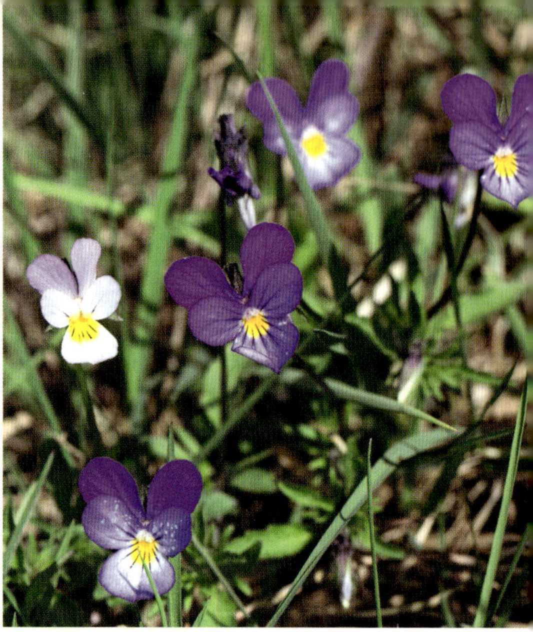

Die unscheinbaren Stiefmütterchen wachsen meist in Pflanzengemeinschaft und passen sich gut an.

WESEN UND SIGNATUREN DER SINNE

Befreiung von schmerzhaften Erfahrungen und Traumen, Hautschutz

Unter dem Gattungsnamen *Viola* werden mehrere Veilchenarten zusammengefasst, zu ihnen gehört auch das Stiefmütterchen. Erstaunlicherweise bedeutet das lateinische Wort *Viola* auf Deutsch „die Verletzte". Damit ist auch das Wesen der Pflanze erfasst: *Viola* ist ein Heilkraut für den verletzten Menschen, bei dem jedoch die seelische Verletzung im Vordergrund steht. Die kleine Pflanze weiß sich anzupassen, um zu überleben. Sie eignet sich für den Menschentyp, der seine Verletzlichkeit mit allen Mitteln verbergen möchte und dessen Ungleichgewicht sich auf der Haut zeigt. Schon immer galt die Haut als Spiegelbild der Seele und Krankheiten, die sich auf der Haut abspielen, haben oft mit Beziehungsproblematik, Kontakt und Abgrenzung zu tun.

Auch sein hübsches Blütengesicht zeigt uns ein Hautthema. Es hat den Volksmund zu Beschreibungen wie Schöngesicht, Mädchenauge und Liebgesicht inspiriert. Die sehr feine Struktur und der milde Glanz der Blüte kommen einer gesunden Kinderhaut oder Pfirsichhaut sehr nahe. Dem Stiefmütterchen ist es ein Anliegen, das hübsche Gesicht und den Glanz und Schein zu bewahren. Zudem deutet der milde und etwas schleimige Geschmack auf die Verwendung als Haut- und Schleimhautpflanze hin.

Das Stiefmütterchen ist vor allem ein Heilkraut für Kinder und Frauen, wenn Hauterkrankungen nach Zurückweisung, seelischen Verletzungen oder Trennung auftreten. Dies kann beispielsweise der Milchschorf bei Babys sein, der direkt nach dem Abstillen auftritt, oder juckende, trockene und nässende Hautausschläge wie Neurodermitis, Schuppenflechte oder Ekzeme, die nach emotionaler Erschütterung, Gewaltanwendung, bei Ärger oder nach Aufbrechen von Familien- und Beziehungsstrukturen auftreten.

Im Christentum gilt die Dreifarbigkeit als Symbol der göttlichen Dreifaltigkeit und

Bitte beachten

Nebenwirkungen oder Wechselwirkungen mit anderen Arzneimitteln sind bisher nicht bekannt. Lediglich die Einnahme größerer Mengen über eine längere Zeit kann zu Übelkeit und Erbrechen führen.

auch der Mensch bildet erst mit Körper, Geist und Seele eine Einheit. Somit bringen die Wirkstoffe neben der heilenden Wirkung auf die Haut und Schleimhaut auch auf psychischer Ebene die Diskrepanz zwischen innerer Verletzlichkeit und oberflächlich gewahrtem Schein ins Bewusstsein und gleichen diese sanft aus.

WERTGEBENDE INHALTSSTOFFE

Zahlreiche Flavonoide (Rutin, Violanthin, Quercitin), Carotinoide, Anthocyanine, Schleimstoffe, Phenolcarbonsäuren mit Salicylsäure, Gerbstoffe, Saponine, etwas ätherisches Öl, in den Blüten die Vitamine C und E

WIRKSPEKTRUM AUF EINEN BLICK

Innerlich wie äußerlich zur Unterstützung des Hautstoffwechsels, bei Juckreiz und Entzündungen der Haut. Daher bei allen Arten von Hautausschlägen, Ekzemen, Akne, Milchschorf, Schuppenflechte, Neurodermitis, Juckreiz (v.a. Varizella-Erkrankungen) und zur Hautregeneration der weiblichen Genitalschleimhäute bei Scheidenjucken nach Antibiotikagaben oder Waschzwang.

SAMMELTIPPS

Das gesamte Kraut (Blüten und Blätter) wild wachsender Pflanzen in den Monaten Mai bis September ernten. Anschließend an einem luftigen und schattigen Ort rasch trocknen.

Pflanzenzubereitungen

STIEFMÜTTERCHENTEE

Für die innere Anwendung bei Juckreiz und nassen oder trockenen Hautausschlägen

1 TL Stiefmütterchenkraut mit 1 Tasse Wasser aufbrühen, 5 Minuten ziehen lassen, danach abseihen. Bis zu dreimal täglich 1 Tasse trinken.

STIEFMÜTTERCHENTEE

Für die äussere Anwendung

- Bei Milchschorf von Säuglingen und Hautausschlägen 2 TL von dem Kraut zubereiten. Eine Kompresse mit dem Tee tränken, ausdrücken und etwa eine halbe Stunde auf die zu behandelnde Stelle legen.
- Als Sitzbad zur Regeneration der Genitalschleimhäute: 2–3 EL des Krauts mit 1 l siedendem Wasser übergießen, nach 15 Minuten abgießen und den Sud in die mit warmem Wasser gefüllte Sitzbadewanne geben. Jeden Tag ein Sitzbad nehmen, bei Verbesserung der Beschwerden die Abstände allmählich vergrößern.

STIEFMÜTTERCHENTINKTUR

Bei Hauterkrankungen und körperlichen Reaktionen nach seelischen Traumen

1 Teil Kraut mit 5 Teilen Kornbrand über 14 Tage ansetzen, danach abseihen. Dreimal täglich bis zu 20 Tropfen einnehmen (nur für Erwachsene!).

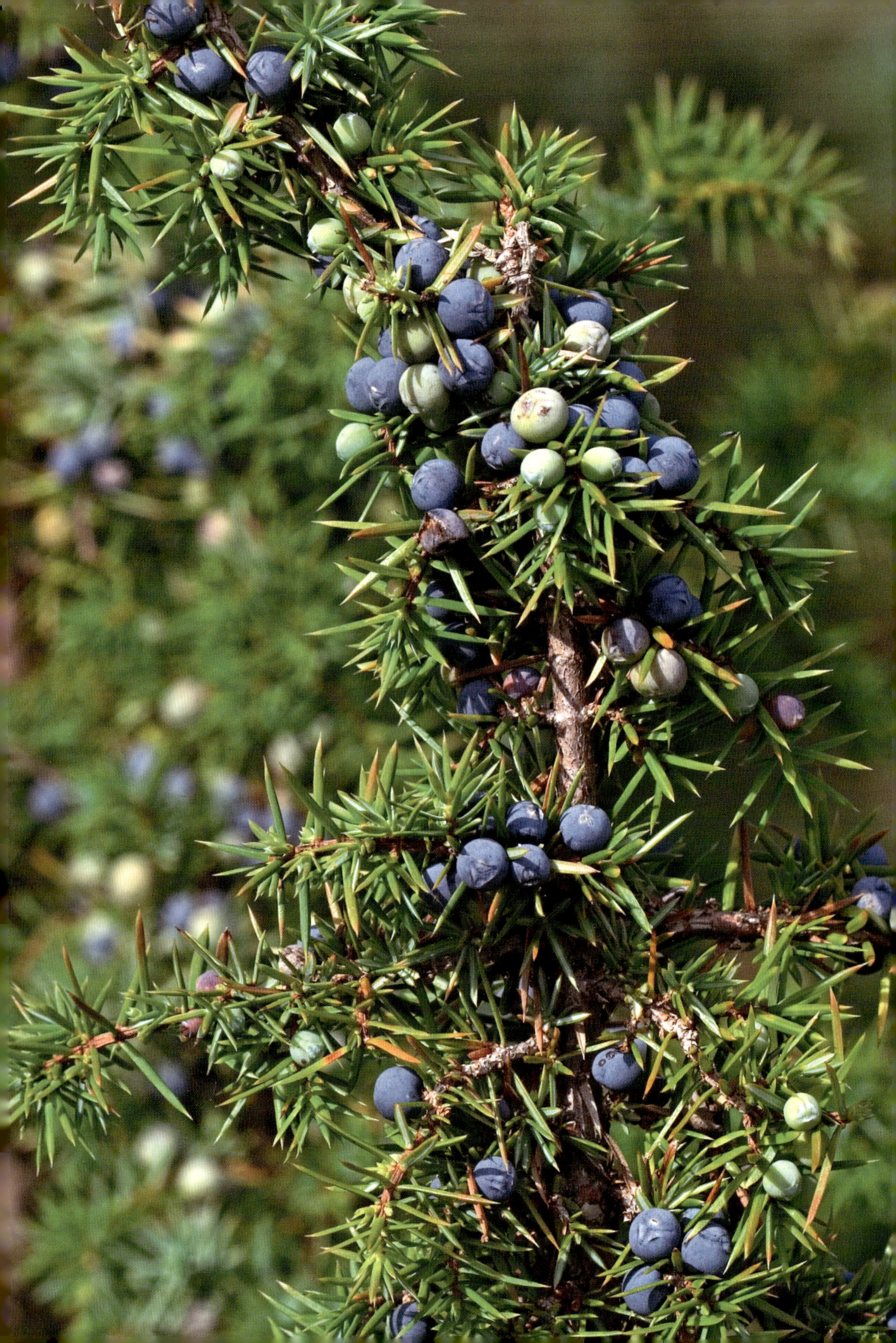

„Stachelt“ die Nieren an

Wacholder

Juniperus communis

KLEINE PFLANZENKUNDE

Wir kennen Wacholder als Wächter über die Heidelandschaften mit ihren armen, trockenen Sandböden. Weder Gluthitze noch Stürme oder Kälte können ihm schaden, weshalb er auf der nördlichen Halbkugel von der Tundra bis in die Subtropen vorkommt. In den Alpen steigt er bis auf knapp 4000 m Höhe auf. Man zählte bis zu 12 m Wuchshöhe an Orten mit lockeren und kalkreichen Böden ohne Beschattung. Die Angaben über die Jahresringe schwanken zwischen 600 bis zu 2000, was auf ein sehr langsames Wachstum schließen lässt.
Kennzeichnend für die Konifere aus der Familie der Zypressengewächse ist die Kugel- oder Säulenform und ihr immergrünes, stacheliges Nadelkleid, mit dem sie sich selbst gegen Schafe wirksam verteidigt. Die Nadeln sind etwa 1 cm lang, stechend spitz geformt und sitzen zu Dreien am Zweig. Auf der Oberfläche haben sie einen blau-weißlichen Wachsstreifen mit einem darunterliegenden Harzgang. Normalerweise ist Wacholder zweihäusig, es gibt also männliche und weibliche Pflanzen. Die männlichen Blütenstände sind gelblich und eiförmig, die weiblichen grünlich und unscheinbar. Sie sind es, die die blau bereiften und beerenartigen Früchte hervorbringen – botanisch sind es Zapfen –, deren Entwicklung bis zur Reife 3 Jahre dauert.

VOLKSNAMEN UND NAMENSDEUTUNG

Feuerbaum, Krammetstrauch, Kranawitten, Machandel, Quickholder, Reckholder, Weckhalter, Weihrauchbaum

Seinen Namen hat der Wacholder vom althochdeutschen *wachal*, was wach, munter und immergrün heißt. Die Botaniker kennen ihn unter *Juniperus* – eine Zusammenziehung von *junior* (= der Jüngere) und *parere* (= gebären, erscheinen), da er bereits neue Früchte bildet, ehe die älteren reif sind.

Seine spitzen Nadeln „stacheln“ die Nierentätigkeit an, die blauen Beerenzapfen speichern Lichtkräfte in Form ätherischer Öle.

WESEN UND SIGNATUREN DER SINNE

Verhilft zu Wachheit, schützt vor äusseren Einflüssen, stachelt die Nieren an

Der Wacholder beinhaltet eine Kraft, die auch aus seinen alten Namen hervorgeht: Quickholder oder Weckholder können mit Wachhalter und Lebendigmacher übersetzt werden. Er galt als Pestmittel, als Abwehrzauber vor negativen Energien und man räucherte mit seinem kräftig aromatischen Duft bis in die jüngste Geschichte Krankenzimmer, da seine stark desinfizierende und reinigende Kraft bekannt war. Seine unermüdliche Lebenskraft signalisiert er auch durch sein hohes Lebensalter und sein immergrünes Nadelkleid.

Mit seinen spitzen Stacheln gehört er zu den wehrhaften Pflanzen, die jeden Eindringling abhalten. Die Nadeln haben auf der Oberseite einen Wachsstreifen, der die Pflanze sowohl vor Verdunstung schützt, als auch Fraßfeinde wie Schafe fernhält. Selbst seine Artgenossen hält er gerne auf Abstand (auch daran kann man sein abgrenzendes Wesen erkennen) und so wächst er säulenartig auf sandig-trockenen Böden langsam vor sich hin. Die würzigen Beeren reifen im Herbst heran. Wenn Sie nochmals eine vitalitätssteigernde Kur vor der kalt-nassen Jahreszeit machen wollen, sollten Sie die stärkende Widerstandskraft der Wacholderbeeren nutzen.

Wacholder braucht das Licht und die Sonne, um ätherische Öle bilden zu können. Die lagert er in das Holz, die Nadeln und seine Früchte ein. Seine keimhemmenden und vitaminreichen Beeren verflüssigen den Schleim in den Atemwegen, bewahren uns vor Mikroorganismen, Erkältungs- und Lungenkrankheiten und steigern die Abwehr. Die gespeicherten Lichtkräfte in Form ätherischer Öle sorgen für eine angenehme Wärme und Durchblutung. Vor allem die Terpene verbessern merklich die Nierentätigkeit. So lösen sich Ablagerungen in den empfindlichen Organen, womit sich auch rheumatische Erkrankungen bessern. Ebenso aktivieren die aromatischen Beeren die Verdauungsdrüsen, weshalb sie in der

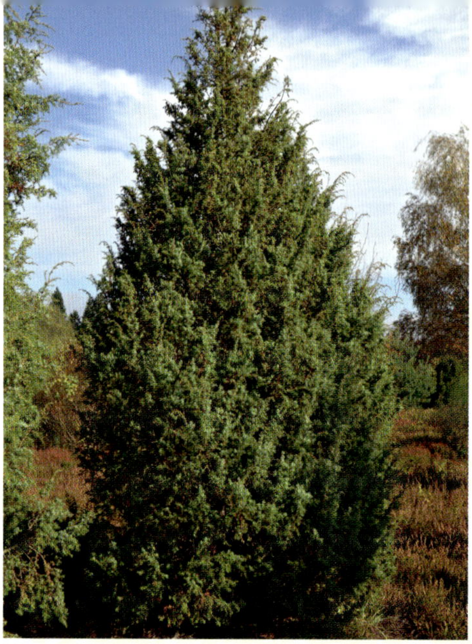

Wacholderbäume sind die Wächter der trockenen Heidelandschaften.

Bitte beachten

Bei Schwangerschaft und entzündlichen Nierenerkrankungen darf Wacholder nicht verwendet werden. Lang andauernde Anwendungen oder Überdosierungen können Nierenschäden hervorrufen. Vorsicht ist auch bei Bluthochdruck geboten.

Küche gerne bei schwer verdaulichen Speisen wie Sauerkraut verwendet werden, während die Heilkunde auf die Tinktur setzt. Pfarrer Kneipp war ein großer Freund des Wacholders und verordnete bis zu 15 Beeren täglich über den Tag verteilt als Kur für den Magenschwachen und als Verdauungshilfe. Wacholder ist auch ein belebendes Arzneimittel für die Unterleibsorgane und somit kontraindiziert in der Schwangerschaft. Jedoch können Frauen bei zu schwacher Menstruation eine Besserung erwarten.

WERTGEBENDE INHALTSSTOFFE

Ätherisches Öl mit Pinen, Camphen, Terpineol, Limonen, Invertzucker, Bitterstoff Juniperin, organische Säuren, Flavonoide, Gerbstoffe, Harze, Vitamine

WIRKSPEKTRUM AUF EINEN BLICK

- Mild entwässerndes und entschlackendes Mittel bei Blasenleiden und Rheuma.
- Schleimlösend bei Infekten der Atemwege.
- Bei Verdauungsbeschwerden mit Aufstoßen, Sodbrennen oder Völlegefühl.
- Äußere Verwendung zur Muskellockerung und Durchblutungsförderung bei rheumatischen Beschwerden.

SAMMELTIPPS

Die Pflanze steht unter Naturschutz, nur die Beeren dürfen gesammelt werden. Erntezeit der reifen Beerenzapfen ist im Oktober mit anschließend schonender Lufttrocknung.

Pflanzenzubereitungen

WACHOLDERBEEREN-AUFGUSS

Harntreibend, schleimlösend und verdauungsfördernd

1 TL frisch gequetschte Beeren mit ¼ l Wasser übergießen und nach 10 Minuten abseihen. Denn Tee nicht mehr als dreimal täglich und nicht länger als über einen Zeitraum von 4 Wochen trinken.

WACHOLDERTINKTUR

Bei Infekten der Atemwege, bei rheumatischen Beschwerden und zur Verdauung

1 Teil frisch gequetschte Beeren mit 5 Teilen Alkohol (45 %) mindestens 2 Wochen ansetzen. Danach abseihen und in Braunglasflaschen umfüllen. Maximal 4 Wochen dreimal täglich 5–15 Tropfen verdünnt in Wasser einnehmen.

WACHOLDERBEEREN-ÖLAUSZUG

Bei rheumatischen Beschwerden, Gelenk- und Rückenschmerzen sowie Verspannungen

Etwa 50 g reife Wacholderbeeren im Mörser anquetschen, in ein sauberes Schraubdeckelglas geben und mit 500 ml neutralem Öl übergießen. Das Hautöl bis zu 4 Wochen an einem warmen Platz stehen lassen, täglich durchschütteln, dann in dunkle Flaschen abfüllen und zwei- bis dreimal täglich einreiben.

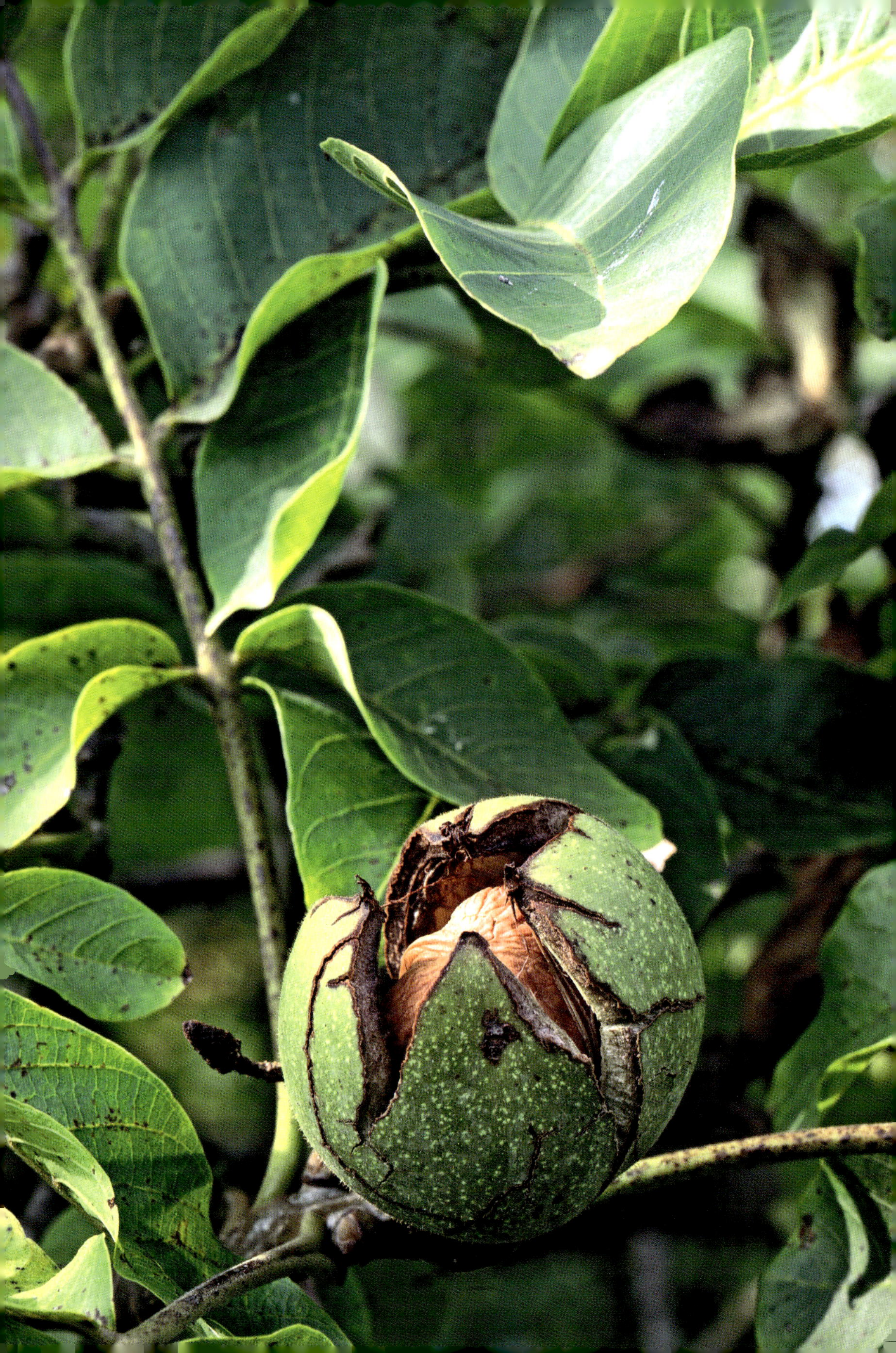

Verborgene Weisheit im Kern

Walnuss

Juglans regia

KLEINE PFLANZENKUNDE

Walnussbäume können sich zu stattlichen Baumriesen von bis zu 30 m entwickeln und ihre Lebenszeit dauert bis zu 200 Jahre. Experten sind sich allerdings uneins, woher sie stammen – Westindien und Persien werden diskutiert. Die Borke ist silbergrau, nur die jungen Triebe sind braun bis braungrün gefärbt. Walnussbäume tragen eine ausladende, kugelige Krone und neigen zur Ausbildung krummer Stämme. Das Blätterdach des sommergrünen Baums besteht aus großen, unpaarig gefiederten Blättern, die etwas bitter schmecken und beim Zerreiben aromatisch duften. Erst ab einem Alter von etwa 10 Jahren blühen Walnussbäume zum ersten Mal, und zwar im späten Frühjahr. Die Bestäubung des einhäusig getrenntgeschlechtlichen Baums übernimmt der Wind. Während männliche Blütenstände als Kätzchen herabhängen, sitzen die weiblichen, unscheinbaren Blüten in den Achselknospen. Zuerst entwickeln sich die Nüsse in einer grünen Faserhülle, die sich zur Reife im Herbst braun färbt. Walnüsse sind reif, wenn die fleischigen Schalen aufplatzen und die noch grüne Nuss zu Boden fällt.

Walnüsse gelten seit langer Zeit als Fruchtbarkeitssymbol.

VOLKSNAMEN UND NAMENSDEUTUNG

Baumnuss, Christnuss, Edelnuss, Persische Nuss, Steinnuss, Walchbaum, Welsche Nuss

Der Baum kam im 8. Jahrhundert zu uns aus dem Land der Welschen. Damit wurden in alten Zeiten die Gallier, also die Bewohner Frankreichs bezeichnet. Aus den Namen Welschnuss oder Welsche Nuss entwickelte sich schließlich Walnuss. Griechen und Römer betrachteten Walnüsse als eine Speise der Götter, sie widmeten diese Zeus bzw. Jupiter. Der Gattungsname *Juglans* kommt von *jovis glans*, was soviel bedeutet wie Eichel des Jupiters, der Beiname *regia* kann mit königlich übersetzt werden.

WESEN UND SIGNATUREN DER SINNE

Fruchtbarkeit und Potenz, das Prinzip der Weisheit

Die königliche Nuss war schon immer ein Symbol der Fruchtbarkeit. Im antiken Griechenland war sie dem höchsten olympischen Gott Zeus geweiht, welcher für die Römer Jupiter darstellte. Die Form der Nüsse gab nach alter Vorstellung gleich mehrere erotische Deutungen. Einmal erinnern sie an pralle Hodensäcke und frei übersetzt heißt *Juglans regia* „königliche Eichel des Jupiters“. Wen wundert's, dass die Walnuss ein altes Fruchtbarkeitssymbol ist und im Ruf stand, die Manneskraft zu stärken und sündige Wollust anzuregen. Doch dürfen Männer tatsächlich auf das pflanzliche Viagra hoffen, wie aktuelle Ergebnisse um ein malaysisches Forscherteam bestätigen. Sie entwickelten aus den Nüssen ein pflanzliches Medikament, das durch das enthaltene Eiweiß die Blutzufuhr der Gefäße und damit auch die des Penis steigerte. Es ist nicht nur frei von Nebenwirkungen, sondern auch für Männer mit Bluthochdruck, künstlichen Herzklappen und Diabetes geeignet.

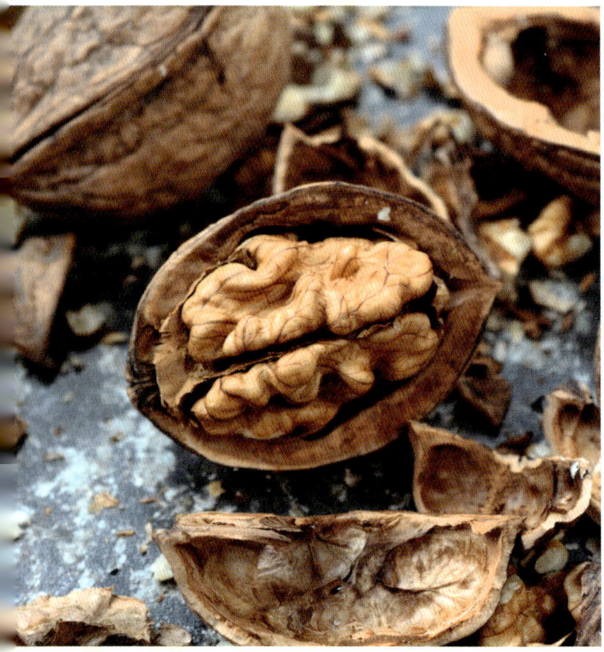

Der innere Kern der Walnuss erinnert stark an das menschliche Gehirn.

Bitte beachten

Walnüsse haben ein hohes Allergiepotenzial. Besonders bei einer isolierten Nussallergie besteht die Gefahr einer starken allergischen Reaktion.

Die Nüsse werden im Herbst geerntet. Dann sind sie gefüllt mit kräftigenden fetten Ölen, Eiweißen und Vitaminen und besonders geeignet für den reifen Mann, der im Herbst des Lebens nochmals seine Vitalität stärken und die Fülle an Lebenskraft genießen möchte. Denn der regelmäßige Verzehr von Walnüssen wirkt sich auf das gesamte Gefäßsystem aus und schützt durch die enthaltenen Omega-3-Fettsäuren, Eiweiße und die Vitamine vor Arteriosklerose und dessen Folgen wie Bluthochdruck, Herzinfarkt oder Schlaganfall. Ebenso stellen die Nüsse einen Beitrag zur Krebsprävention dar, wenn sie täglich in die Ernährung integriert werden.

Gut geschützt zwischen zwei hölzernen Schalenhälften finden wir den Walnusskern. Nicht nur die Nussschale gleicht der menschlichen Hirnschale, auch durch Farbe und Form der Fältelung der Nüsse erkannte man schon im Mittelalter einen Bezug zum Gehirn. Heute wissen wir, dass Walnüsse über einige wertvolle Inhaltsstoffe verfügen, die die Nerven stärken, die Psyche kräftigen, Botenstoffe wie Serotonin stimulieren und so die Stresstoleranz des Gehirns erhöhen sowie Depressionen vorbeugen können.

Intuitiv bezeichnen wir eine Mischung aus Trockenobst und ungesalzenen Nüssen als „Studentenfutter", das nicht nur Energielieferant sondern Nervennahrung zugleich ist.

WERTGEBENDE INHALTSSTOFFE

Nüsse: Etwa 60 g Fett mit ungesättigten Fettsäuren, Eiweiß, Ballaststoffe, Mineralien (Kalium, Magnesium, Calcium, Eisen, Zink), Vitamine der B-Gruppe, Vitamin E, Ellagsäure

WIRKSPEKTRUM AUF EINEN BLICK

- Stärkung der Gehirnfunktion und der kognitiven Fähigkeiten.
- Verbesserung der Blutzufuhr der Gefäße – auch im Penis.
- Schutz vor Bluthochdruck, Herzinfarkt, koronaren Herzerkrankungen, Schlaganfall und Krebserkrankungen.
- Senkung des Serum-Cholesterinspiegels und der Triglyceride.

SAMMELTIPPS

Die Nüsse sind dann reif, wenn sie sich vom Baum schütteln lassen. Entfernen Sie nach dem Sammeln die grüne Schale und reinigen Sie sie mit einer Bürste. Um einen Schimmelbefall zu vermeiden, müssen die Nüsse etwa 4–6 Wochen bei Raumtemperatur getrocknet werden.

Pflanzenzubereitungen

WALNUSSKERNE

Als Energielieferanten für das Gehirn, zum Schutz der Gefässe, der Nerven und vor bösartigen Erkrankungen

Täglich fünf Walnüsse essen. Kaufen Sie ganze Nüsse und knacken Sie diese erst vor dem Verzehr, denn lose Walnusskerne werden nach kurzer Zeit ranzig. Walnüsse aus konventionellem Anbau werden oft geschwefelt und mit Wasserstoffperoxid gebleicht um ihren Verkaufswert zu erhöhen. Also keine Angst vor Bio-Ware mit einer dunkel gefärbten Schale.

WALNUSSÖL

Für den Blutfluss, das Immunsystem und die Leistungsfähigkeit

Walnussöl ist relativ dünnflüssig und schmeckt intensiv nussig. Das Öl aus Kaltpressung hat die höchste Qualität. Es sollte nicht erhitzt werden und ist nur begrenzt haltbar. Daher eignet es sich gut als Salatöl, zu Pellkartoffeln und Gemüsen wie Artischocken, Sellerie, Mais oder Spargel und schmeckt im Müsli. Durch seine Inhaltsstoffe verbessert es die Fließeigenschaftes des Blutes, stärkt das Immunsystem und die körperliche und geistige Leistungsfähigkeit.

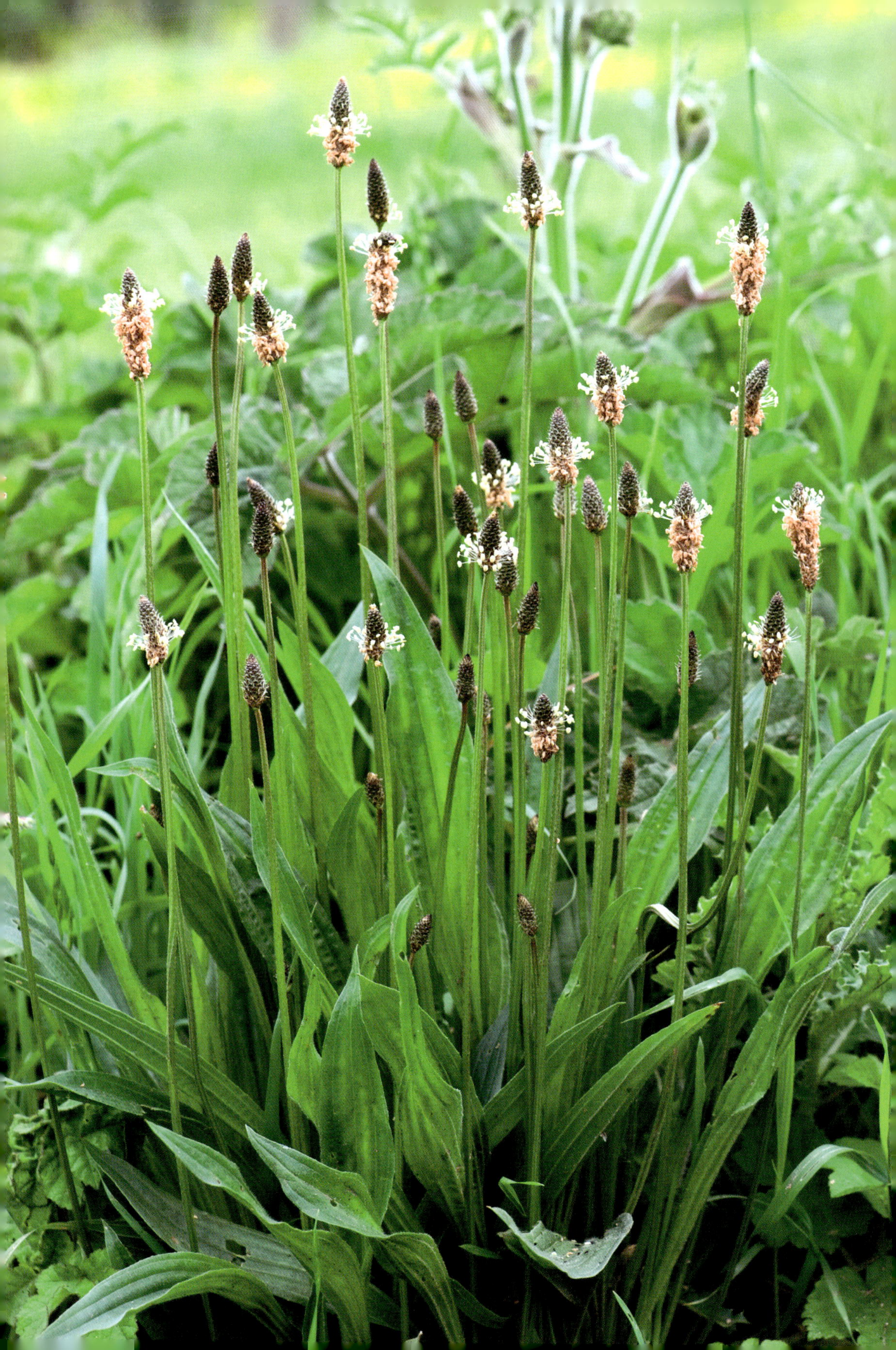

Heil aller Wunden auf Schritt und Tritt

Wegerich

Plantago spp.

KLEINE PFLANZENKUNDE

Anspruchslos wachsen die ausdauernden Wegericharten auf mageren, trockenen Wiesen – vor allem jedoch auf Wegen und am Wegesrand. Die ursprüngliche Heimat ist Europa und Asien, doch heute sind sie weltweit in den gemäßigten Zonen anzutreffen. Bei uns sind besonders der Breitwegerich (*Plantago major*), der Mittlere Wegerich (*Plantago media*) und der Spitzwegerich (*Plantago lanceolata/minor*) verbreitet. Der erste hat einen glatten, runden Blütenschaft mit unscheinbaren Blütenkronen, das Blatt ist breit löffelartig mit sieben hervortretenden Blattnerven. Der mittlere, mit länglich-runden Blättern, besitzt lilafarbene Staubfäden. Die Blätter des Spitzwegerichs sind lang und schmal, gewöhnlich drei-, höchstens fünfnervig. Bei allen Arten stehen die Blätter in einer Grundblattrosette. Im Gegensatz zum Breiten und Mittleren Wegerich liegen die des Spitzwegerichs nicht dem Boden an, sondern stehen aufrecht. Blütezeit ist von Juni bis Oktober. Der Blütenstand samt Stängel wird bei allen Arten selten mehr als 15 cm hoch, ist unscheinbar und bewahrt das Aussehen grasartiger Ähren.

Spitzwegerich zur Blütezeit. Seine Blätter enthalten Schleimstoffe, die die Atemwege heilen.

VOLKSNAMEN UND NAMENSDEUTUNG

HEILWEGERICH, LUNGENBLATT, RIPPENKRAUT, SOHLENKRAUT, WEGBREITE, WEGETRITT, WUNDWEGERICH

Das altgermanische Kraut (althochdeutsch *wegarih*) beinhaltet die Endsilbe *rhi* (= Regius, Herrscher, König). Den „Herrscher des Weges" kennen mittlerweile auch die Nordamerikaner. An den Fußsohlen und Wagen der ersten europäischen Siedler hafteten Samen, weshalb die Pflanzen von den Indianern als „Fußstapfen des weißen Mannes" bezeichnet werden. Diese Verbreitungsmethode drückt auch die wissenschaftliche Gattungsbezeichnung *Plantago* (lat. *planta* = Fußsohle) aus. Die Unterscheidung der Pflanzen nach der Blattgröße ist die einfachste und wohl auch die älteste. Daher bietet sich die Gliederung der Artnamen von *minor* = der Kleine über *media* = der Mittlere bis zu *major* = der Große an.

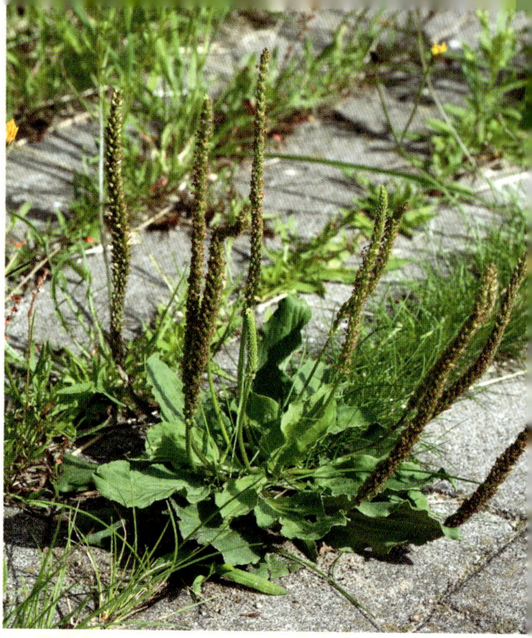

Der Breite Wegerich wächst da, wo er gebraucht wird – auf den Wegen.

WESEN UND SIGNATUREN DER SINNE

Unzerstörbarkeit, Heil aller Wunden, Kühle, subtile Nervenkraft, Fruchtbarkeit

Eng schmiegen sich seine Blätter dem Boden an und vermögen sich immer wieder aufzurichten. Ein Niedertreten oder Überfahren hindert sie kaum im Wachstum. Am besten scheint dem Wegerich ein hartgetretener Boden zuzusagen. Da er außerdem tief und fest in der Erde wurzelt, vermittelt er Standhaftigkeit, Widerstandskraft und Unzerstörbarkeit. Er liebt die Nähe des Menschen und folgt ihm auf Schritt und Tritt bis in fremde Weltteile. Daher war klar, dass der „Herrscher der Wege" auch machtvoll ist über die Krankheiten, die dort entstehen. *Plantago* behütet auf allen Wegen, besonders vor den Gefahren, die bei Arbeiten und Reisen passieren wie Unfällen, Verwundungen, Blasen, Insektenstichen und Beinverletzungen. Schon im Altertum legte man die kühlenden Blätter bei Hautverletzungen auf, die durch den Wirkstoff Aucubin auch antibiotische Kräfte haben.

Bitte beachten

Zubereitungen der Wegericharten haben eine gute Verträglichkeit und sind nebenwirkungsfrei. Daher sind sie auch für die Anwendung bei Kindern geeignet. Bei blutenden Hautverletzungen ist zu bedenken, dass eine Verschmutzung der Blätter eine Infektionsgefahr darstellt.

Alle Arten, besonders aber der Spitzwegerich, enthalten Schleimstoffe, die sich schützend und lindern auf wunde Grenzflächen legen und für ein Abheilen sorgen. Spitzwegerich-Zubereitungen befeuchten, kühlen und ebnen die Wege in den Lungen und ihren vielen kleinen Nebenwegen (Bronchien), stärken und helfen bei der Heilung entzündeter Atemorgane, wirken lindernd auf den Hustenreiz und erleichtern das Abhusten. Vor allem Kinder sprechen gut auf Spitzwegerichsirup an, wenn im Frühjahr das Immunsystem wieder mit einer Erkältung aktiviert wird. Außerdem wirkt er wohltuend auf entzündete Nerven, was sich als Signatur in den Blattnerven zeigt.
Als Frühlingskraut in nächster Umgebung der menschlichen Siedlungen dienten seine vitamin- und mineralstoffreichen Blätter schon in alten Zeiten den Menschen als kräftigendes Frühlingsgemüse. Man kann aber auch aus ihnen einen Presssaft herstellen. Den Blütenstand des Wegerichs bilden zahlreiche unschein-

bare Blüten, die vom Wind bestäubt werden und im Lebenszyklus bis zu 40 000 Samen ausbilden. Damit demonstrieren sie Fruchtbarkeit im Überfluss. In alten Zeiten dienten die fettreichen Samen noch als Nahrung und wurden wie Hirse verwendet.

WERTGEBENDE INHALTSSTOFFE

Iridoidglykoside wie Aucubin und Catapol, Schleimstoffe, Gerbstoffe, Flavone, Mineralien (Silizium, Eisen, Zink, Kalium) sowie die Vitamine A, C und K

WIRKSPEKTRUM AUF EINEN BLICK

- Innerlich bei Verschleimung der Luftwege, Reizhusten, Bronchitis, Entzündungen der Mund- und Rachenschleimhaut, zur Stärkung der Nervenfunktion.
- Presssaft für die Frühjahrskur.
- Äußerlich als „Erste-Hilfe-Mittel" bei leichten Hautverletzungen, juckenden Allergien, Sonnenbrand und Insektenstichen.

SAMMELTIPPS

Ab April bis zum Hochsommer können Sie die Blätter sammeln. Am besten knapp über dem Boden abschneiden, zu lockeren Bündeln zusammenbinden und aufhängen. Ihre höchste Wirksamkeit haben sie zur Zeit der Blüte.

Pflanzenzubereitungen

SPITZWEGERICHSIRUP

Bewährter Hustenlöser für Kinder und Erwachsene

2 Handvoll sauberes und frisches Laub ernten, waschen und klein schneiden. Nun die Blätter abwechselnd mit 500 g Honig in ein großes Schraubglas schichten, wobei der Honig die letzte Schicht bildet. Das Glas verschließen, auf die warme Fensterbank stellen und täglich umdrehen. Nach 3 Wochen den Sirup abseihen und in dunkle Flaschen umfüllen. Mischen Sie 1 TL Sirup in den Kräutertee oder nehmen Sie ihn pur ein.

PRESSSAFT FÜR DIE FRÜHJAHRSKUR

Zur Stärkung des Immunsystems

Frische Blätter im Mixer pürieren und durch ein Leinentuch pressen. Von diesem Saft 2–3 EL mit etwas Honig mischen und auf 2–3 Portionen über den Tag verteilt einnehmen.

UMSCHLÄGE

Bei Hautverletzungen und Juckreiz

Nur frische und saubere Blätter verwenden. Diese zerdrücken und zur Wundversorgung oder bei Insektenstichen auflegen. Oder eine Kompresse mit dem Frischsaft tränken und auf die Wunde legen. Möglichst stündlich erneuern.

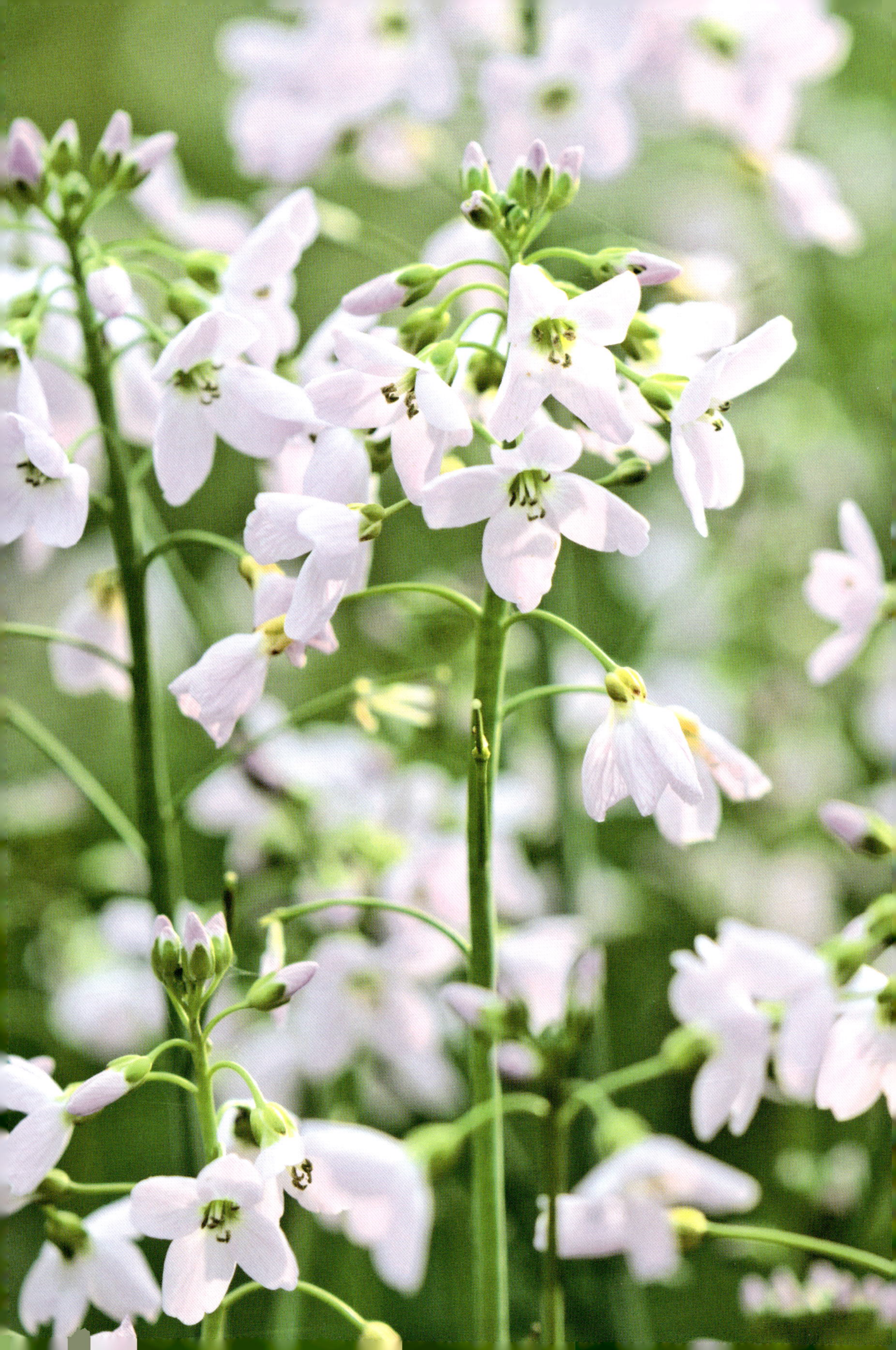

Frühlingsfrisches Heilkraut

Wiesenschaumkraut

Cardamine pratensis

KLEINE PFLANZENKUNDE

Wenn sich die Natur im Wonnemonat Mai von seiner schönsten Seite zeigt, dann leuchtet auf feuchten und sauren Wiesen zwischen dem kraftvollen Gelb des Löwenzahns auch das zartlilafarbene Wiesenschaumkraut hervor. Es trägt alle Merkmale eines Kreuzblütengewächses. Das ausdauernde zarte Pflänzchen wird nur etwa 30 cm hoch, hat einen hohlen, fein gerillten Stängel und grundständige Blätter, die eine Rosette bilden, während die Stängelblätter gefiedert sind. Seine vierzähligen, hellvioletten (selten weißen) Kronblätter sind mit dunklen Nerven durchzogen und bilden einen trugdoldigen Blütenstand mit bis zu 20 Einzelblüten. Gelegentlich ist dieser mit einem speichelähnlichen und wasserhaltigen Schaum benetzt, in dem sich die Larven der Schaumzikade entwickeln – was manche Wiesen wie mit leicht schwebenden Schaumwolken bedeckt aussehen lässt. Ab dem Spätsommer entwickeln sich bräunliche Samen in einer länglich-eiförmigen Schotenfrucht von etwa 2–5 cm Länge. Die Fortpflanzung erfolgt sowohl geschlechtlich mit Samen als auch ungeschlechtlich durch Wurzelableger.

VOLKSNAMEN UND NAMENSDEUTUNG

Bettbrunzer, Donnerblume, Gewitterblume, Harnsamen, Kuckucksblume, Maiblume, Wasserkraut, Wiesenkresse

Der Gattungsname *Cardamine* ist griechischen Ursprungs – *kárdamon* ist der Name der orientalischen Kresse, der von *kardía* (= Herz) und *damao* (= bändigen) herrühren könnte, während der lateinische Beiname *pratensis* (= auf den Wiesen wachsend) den häufigen Standort Wiese bezeichnet. Und weil nur der Kuckuck die kleinen Schaumnester an die Pflanze bringen kann, kennen wir Wiesenschaumkraut auch als „Kuckucksblume“. Heute weiß man, dass die Schaumzikade dafür verantwortlich ist.

Im Frühjahr blüht die Pflanze auf feuchten Wiesen. Sie heilt Erkrankungen, die aufgrund von Durchnässung entstanden sind.

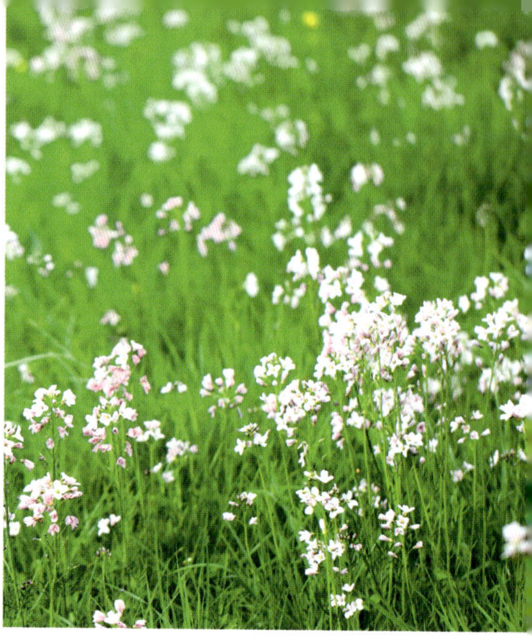

Leicht und luftig wirkt es, wie Schaum auf der Wiese.

WESEN UND SIGNATUREN DER SINNE

Zartheit, Verletzlichkeit, Reinigung und Stärkung

Das Wiesenschaumkraut ist ein zartes Pflänzchen mit pastellfarbenen Blüten, die leicht und luftig wirken. Sofort denken wir an zarte Kinder, Elfen und die weiche weibliche Seite sowohl bei Frauen als auch Männern, wenn sie sich verletzbar zeigen. In allerkleinsten Dosen stärkt das Wiesenschaumkraut empfindsame Menschen, die ihre Feinfühligkeit und Verletzlichkeit verstecken möchten aus Angst, zurückgestoßen zu werden. Bei Bettnässen von Kindern, die eigentlich schon den Windeln entwachsen sein sollten, können deshalb homöopathische Dosen des Wiesenschaumkrauts für ruhige und trockene Nächte sorgen. Die dunkle Aderung der Kronblätter vermittelt den Bezug zum Nervensystem des Menschen und feinstoffliche Essenzen stärken bei Übererregung der Nerven oder Prüfungsängsten.
Ganz im Gegensatz zu seinem zarten Wesen steht der scharfe und bittere Geschmack der Pflanze, der durch die Senfölglykoside und Bitterstoffe herrührt. Während die Senföle antibiotisch wirken und den Darm, den Kopf, die Stirn und die chronisch verstopfte Nase von zähem Schleim reinigen und für ausreichend Luft in den oberen und unteren Atemwegen sorgen, treiben die Bitterstoffe die Gallenfunktion an, entlasten so die Leber und fördern die Verdauungstätigkeit insbesondere von Fetten.
Als Bettbrunzer, Harnsamen und Wasserkraut wird das harntreibende Kraut manchmal auch vom Volk bezeichnet. Als Standort liebt die wasserreiche Pflanze die Bachufer und feuchten Wiesen. Mit ihrem kühlen Nass lindert sie auf körperlicher Ebene Entzündungen der Blase, die durch Durchnässung entstanden sind, und beugt generell Erkältungskrankheiten vor. Moderne Pflanzenheilkundler begründen die vermehrte Harnproduktion durch den hohen Kaliumanteil. Das kommt auch Patienten mit Hauterkrankungen oder rheumatischen Beschwerden zugute. Wie viele Frühlingskräuter ist Wiesenschaumkraut sehr Vitamin-C- und mineralstoffreich. Es vertreibt die Frühjahrsmüdigkeit und stärkt unser Immun-

Bitte beachten

Durch die reizende Wirkung der Senföle sollten Patienten mit entzündlichen Magen-Darm-Erkrankungen und Nierenentzündungen Zubereitungen des Wiesenschaumkrauts nicht oder nur wohldosiert anwenden.

system. Am besten hackt man die Blätter und gibt sie in den Quark, zu Pellkartartoffeln oder zarten Frühlingsgemüsen.

WERTGEBENDE INHALTSSTOFFE

Scharf schmeckende Senfölglykoside (Glucosinolate), Vitamin C, Eisen, Kalium, Bitterstoffe

WIRKSPEKTRUM AUF EINEN BLICK

- Zur stärkenden Therapie des Immunsystems, bei Blutarmut, Frühjahrsmüdigkeit und Vitamin-C-Mangel.
- Als gallefördерndes Mittel bei Leberschwäche und zur besseren Fettverdauung.
- Zur Blutreinigung, als harntreibendes Heilkraut bei Harnwegsinfekten, Hauterkrankungen und bei rheumatischen Erkrankungen.
- Wegen der schleimlösenden Komponenten auch bei Erkrankungen der Atemwege und des Darms.
- Das homöopathische Arzneimittel *Cardamine pratensis* ist bei Bettnässen in Hochpotenzen (C30) angezeigt.

SAMMELTIPPS

Bevorzugen Sie unbedingt frisches Kraut, da es die meisten Inhaltsstoffe hat. Ernten Sie das ganze Kraut zu Beginn der Blüte und lassen Sie es gebündelt an einem schattigen Ort trocknen. Verwechslungsgefahr besteht mit anderen Schaumkraut- und Schaumkresse-Arten, die jedoch auch alle essbar sind.

Pflanzenzubereitungen

WIESENSCHAUMKRAUTTEE

Zur Durchspülung, bei Harnwegsinfekten, Erkrankungen der Atemwege, Rheuma und zur Blutreinigung

Innere Anwendung: 1–2 gehäufte TL Kraut mit 250 ml siedendem Wasser übergießen. 5–10 Minuten ziehen lassen, anschließend abseihen. Die Tagesdosis beträgt bis zu 3 Tassen.
Als äußere Anwendung mit einem stärkeren Aufguss eine Kompresse tränken und auf schmerzende und entzündete Gelenke oder Hautareale auflegen.

WIESENSCHAUMKRAUT-PRESSSAFT

Zur Vitamin-C-Versorgung und Blutbildung

1 Handvoll Kraut mit dem Mixer pürieren. Das wässrige Gemisch durch ein Leinentuch auspressen. Von dem gewonnenen Saft 3 EL pro Tag einnehmen.

STÄRKENDE FRÜHJAHRSKUR

Um den Stoffwechsel in Schwung zu bringen

Je 1 kleine Handvoll Wiesenschaumkraut, Löwenzahn, Sauerampfer und Brunnenkresse im Mixer zerkleinern. Mit einem Glas Orangensaft, Mineralwasser oder Buttermilch auffüllen. Wenn Ihnen die Mischung zu bitter ist, können Sie etwas Honig hinzufügen.

Service

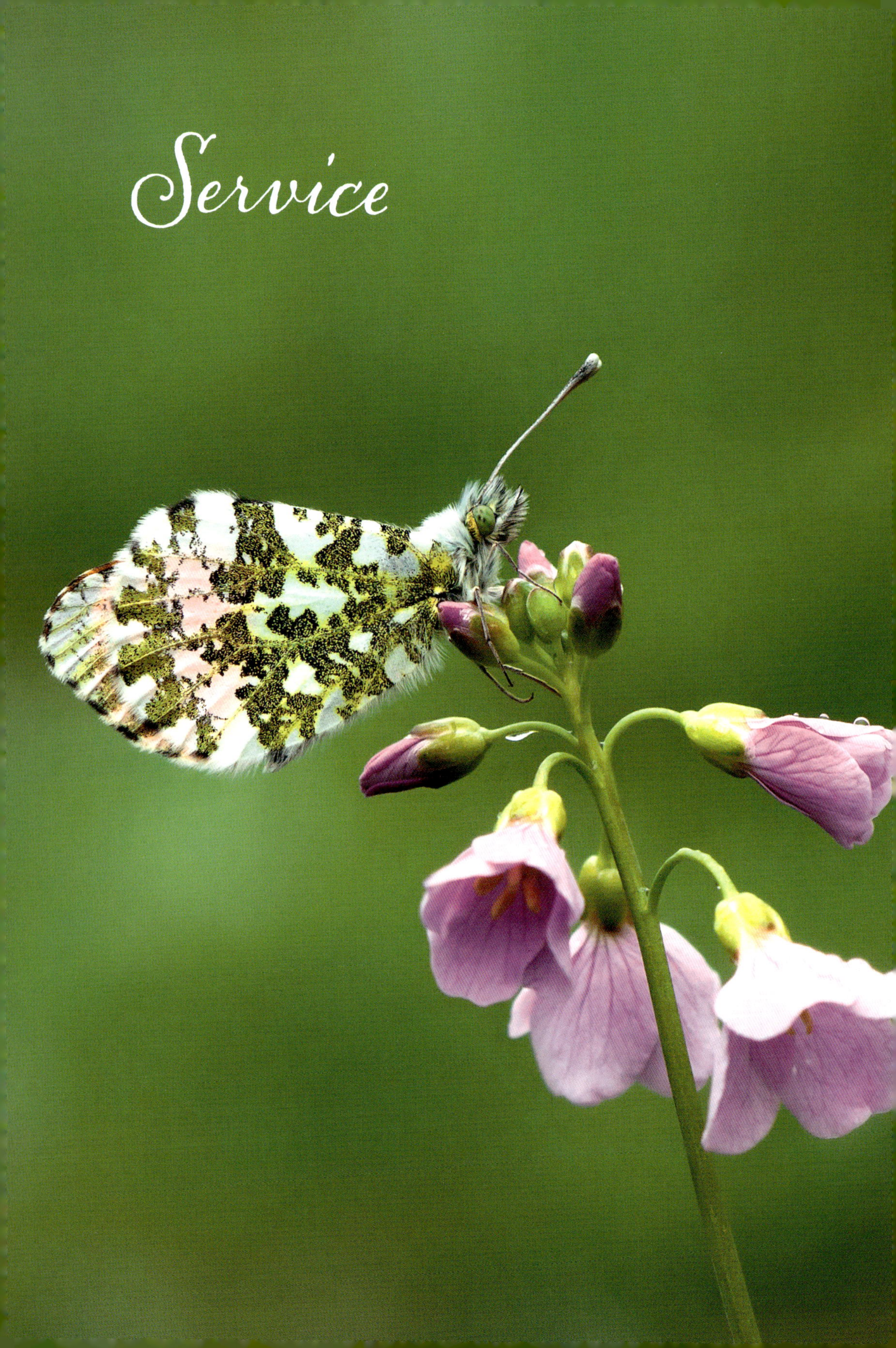

LITERATUR

Aschner, Bernhard: Paracelsus. Sämtliche Werke. Verlag Gustav Fischer, Jena 1926.

Beuchert, Marianne: Symbolik der Pflanzen. Insel Verlag, Frankfurt am Main und Leipzig 2004.

Brunfels, Otto: Contrafayt Kreüterbuch, Reprint der Ausgabe von 1532. Konrad Kölbl, München 1975.

Fintelmann, Volker; Weiß, Rudolf Fritz: Lehrbuch Phytotherapie. Hippokrates Verlag, Stuttgart 2009.

Fuchs, Leonhart: Kreütterbuch, Ausgabe Basel, Michael Isingrin 1543, Reprint Konrad Kölbl, München 1975.

Genaust, Helmut: Etymologisches Wörterbuch der botanischen Pflanzennamen. Genehmigte Lizenzausgabe für Nikol Verlagsgesellschaft mbH & Co. KG, Hamburg 2005.

Grimm, Jacob und Wilhelm: Deutsches Wörterbuch. Verlag S. Hirzel, Leipzig 1893.

Hildegard von Bingen: Heilkraft der Natur „Physica". Christiana-Verlag, Stein am Rhein 2009.

Höfler, Max: Volksmedizinische Botanik der Germanen. Reprint d. Ausg. Wien, Ludwig, 1908, VWB – Verlag für Wissenschaft und Bildung, Berlin 1990.

http://www.frag-caesar.de/

http://www.ncbi.nlm.nih.gov/pubmed

Keidl-Joura, Christine: Vom Charakter der Heilpflanzen. Delphi bei Droemer Knaur, München 1997.

Kinder- und Hausmärchen gesammelt durch die Brüder Grimm. Insel Verlag, Frankfurt am Main 1984.

Kroeber, Ludwig: Das neuzeitliche Kräuterbuch. Hippokrates Verlag, Stuttgart-Leipzig, Band 1 und 2, 1934, 1935.

Lonicerus Adamus: Kreuterbuch. Reprint der Ausgabe von 1679. Konrad Kölbl, München 1962.

Marzell, Heinrich: Geschichte und Volkskunde der deutschen Heilpflanzen. Nachdruck der 2. verm. und verb. Auflage. Stuttgart 1938, Reichl Verlag, St. Goar 2002.

Marzell, Heinrich: Zauberpflanzen – Hexentränke. Franckh'sche Verlagshandlung, W. Keller & Co., Stuttgart 1963.

Mességué, Maurice: Das Mességué Heilkräuter Lexikon. Lizenzausgabe des Verlages Fritz Molden, Wien 1976.

Rippe, Olaf; Madejsky, Margret: Die Kräuterkunde des Paracelsus. AT Verlag, Aarau 2009.

Rademacher, Johann Gottfried: Rechtfertigung der von den Gelehrten misskannten, verstandesrechten Erfahrungsheillehre der alten scheidekünstigen Geheimärzte. Verlag von G. Reimer, Berlin 1846.

Reling, K. und Bohnhorst, I.: Unsere Pflanzen nach ihren deutschen Volksnamen, ihrer Stellung in Mythologie und Volksglauben, in Sitte und Sage, in Geschichte und Litteratur. Verlag von E. F. Thienemanns Hofbuchhandlung 1889.

Ritter, Claudia: Heimische Nahrungspflanzen als Heilmittel. AT Verlag, Aarau und München, 2013.

Roth, Lutz; Daunderer, Max; Kormann, Kurt: Giftpflanzen – Pflanzengifte. Nikol Verlagsgesellschaft mbH & Co. KG, Hamburg 2012.

Schlegel, Emil: Herr Gotts Apotheke. Dr. Willmar Schwabe, Leipzig 1922.

Storl, Wolf-Dieter: Die Pflanzen der Kelten. Verlagsanstalt Knaur, München 2010.

Tabernaemontanus Jacobus Theodorus: Neu vollkommen Kreuterbuch, Reprint der Ausgabe 1731. Konrad Kölbl, München 1970.

Usteri, Alfred: Pflanzen-Wesen. Philosophisch-Anthroposophischer Verlag am Goetheaneum, Dornach 1989.

Wichtl, Max: Teedrogen und Phytopharmaka. Wissenschaftliche Verlagsgesellschaft, Stuttgart 2009.

Zimmerer, E.M.: Kräutersegen. Die Bedeutung unserer vorzüglichen heimischen Heilkräuter. Druck und Verlag der Buchhandlung L. Auer, Donauwörth 1896.

REGISTER

Abwehrkraft 51, 63
Akne 59, 123
Angst 55, 95, 119
antibiotisch wirkend 59, 62, 63, 71, 79
Aphrodisiakum 71, 103
Appetitlosigkeit 71, 83, 111, 115
Arteriosklerose 71
Arthritis 31, 67
Asthma 75, 119
Atemwege 43, 51, 63, 75, 79, 127, 139
Ausleitung 43

Beifuß 21
Bettnässen 139
Bindegewebe 107
Birke 25
Bitterstoffe 82
Blähungen 79, 111
Blasenentzündung 63, 79, 107, 127
Blutarmut 31, 139
Bluterguss 39
Bluthochdruck 71, 131
Blutreinigung 67, 107, 115, 139
Blutungen 111
Borreliose 67
Brennnessel 29
Bronchitis 51, 63, 75, 119, 135

Darmflora 62, 71
depressive Verstimmungen 55, 75, 87, 95, 103, 119
Durchblutungsförderung 71, 79, 127
Durchfall 35, 87

Eisenmangel 31, 115
eitrige Prozesse 43, 59
Entgiftung 26, 31, 67, 83, 87, 107
Entzündungen 31, 59, 99, 103
Entzündungen, chronische 43, 107
Erkältung 43, 87, 107, 115, 119
Erschöpfung 31, 51, 91, 115

Farbe 13
Fieber 51, 87
Fieberbläschen 95
Form 14
Fortpflanzung 17
Frauenbeschwerden 23, 35
Frauenheilmittel, Universal- 35
Frauenmantel 33
Frühjahrskur 27, 43, 83, 107, 111, 135, 139
Füße, wunde 23

Galle 23, 67
Gänseblümchen 37
Geburt, Vor- u. Nachbereitung 35
Gefäßschützend 71, 131
Gehirnfunktion 131
Genitalerkrankungen 59, 123
Geruch 14
Geschmack 15
Gesellschaft 15
Gicht 43, 47, 67, 79
grippale Infekte 51, 63, 87
Gundelrebe 41

Haarausfall 31
harntreibend 51, 67, 87, 127
Harnwege 27, 31, 43, 63, 79, 107, 115
Harnwegsinfekte 63, 139
Hauterkrankungen 27, 39, 43, 75, 83, 107, 115, 123, 139
Hautregeneration 99, 107
Hautverletzungen 135
Heiserkeit 75, 119
Herbstzeitlose 45
Herpes 95
Herzbeschwerden 47, 95, 131
Holunder 49
hormonregulierend 79
Husten 50, 51, 75, 119, 135

Immunstärkung 51, 63, 71 107, 135, 139
Insektenstiche 135
Ischiasleiden 43

Johanniskraut 53
Juckreiz 75, 123, 135

Kamille 57
Kapuzinerkresse 61
Karde 65
Kinderwunsch 35
Klostermedizin 8
Knoblauch 69
Knochen 107
Königskerze 73
Konsistenz 15
Kraftlosigkeit 115
Krampfadern 111
Krämpfe im Unterleib 59, 79, 111

Lebensdauer 17
Lebererkrankungen 83, 91, 99, 111, 139
Liebstöckel 77
Löwenzahn 81
Lymphknotenschwellung 43, 99

Mädesüß 85
Magenbeschwerden 95
Magen-Darm-Beschwerden 47, 99
Magen-Darm-Krämpfe 59, 79
Mariendistel 89
Melisse 93
Menstruationsbeschwerden 35, 55, 59, 79, 111
Menstruation, starke 111
Milchbildung 31, 35
Mund- und Rachenentzündungen 75, 103, 115, 135
Muskelschmerzen 39, 55, 87, 127

Narbenheilung 99
Nasenbluten 111
Nerven, sensible 59
Nervenschmerz 55
nervenstärkend 95, 103, 119
Neurodermitis 123
nierenanregend 27, 31, 43, 79, 83, 87, 107,115, 127, 139

Paracelsus 8
Pflanzennamen 11
Prellungen 39
Psyche 91
psychische Probleme 39, 55

Quetschung 39

Regelbeschwerden 35
Reizhusten 75, 135
rheumatische Beschwerden 27, 39, 43, 47, 51, 55, 67, 75, 79, 83, 87, 107, 127, 139
Rhythmus 17
Ringelblume 97
Rose 101

Schachtelhalm 105
Schafgarbe 109
Scheidenflora 103
Schlafstörungen 95
Schlehe 113
Schleimhautentzündungen 43, 59
Schlüsselblume 117
Schmerzlinderung 31, 39, 87
Schnupfen 43, 51, 59
Schürfwunden 55
Schwangerschaftsstreifen 35
schweißtreibend 51, 87
seelische Beschwerden 27, 55, 99
Sehnenscheidenentzündung 47
Sexualität 17
Signaturenlehre 6ff., 10
Sonnenbrand 99, 135
Standort 15
Stärken der Pflanze 10
Stiefmütterchen 121
stoffwechselanregend 83

Übelkeit 47, 95
Unruhe, nervöse 55

Verbrennungen 55, 99
Verdauung 23, 67, 111
Verdauungsbeschwerden 59, 83, 127
Verhalten 16
Verstopfung 51
Volksnamen 12
Völlegefühl 83, 111, 127

Wacholder 125
Walnuss 129
Wegerich 133
Weißfluss 35
wissenschaftliche Namen 12
Wunden 107
Wundheilung 35, 55, 59, 99, 111, 115, 135

Zyklus, unregelmäßiger 35
Zerrungen 55
Zahnschmerzen 59

BILDQUELLEN

Bellmann, Heiko/Frank Hecker: S. 40, 72 (Klappe außen vorn 2.v.u.), 74, 124 • blickwinkel/McPHOTO: Umschlagfoto vorn (und Umschlagrückseite) • blickwinkel/R. Koenig: S. 47 • ChameleonsEye/Shutterstock.com: S. 130 • Christina Buldrini/Shutterstock.com: S. 9 • Flora Press/BIOSPHOTO/Gilles Le Scanff & Joëlle-Caroline Mayer: S. 128 • Flora Press/John Glover: S. 68 • Flora Press/MAP: S. 88 (Klappe innen vorn o.r.) • Flora Press/Otmar Diez : S. 32 (Klappe außen vorn o.) • Friederike Take/Botanikfoto: S. 24 (Klappe innen vorn o.l.) • Hecker, Frank: S. 2, 5, 6/7, 14, 17, 20, 42, 50, 64, 76 (Klappe innen vorn u.l.), 78, 80, 84 (Klappe außen vorn u.), 86, 90 r., 94, 106, 110, 114, 116 (Klappe innen hinten l.), 120, 122, 134 • mauritius images: S. 112 (Klappe innen hinten 2.v.r.), 132 • Peangdao/Shutterstock.com: S. 62 • Peter Reijners/Shutterstock.com: S. 140 • R.legosyn/Shutterstock.com: S. 10 • Ritter, Claudia: S. 22, 28, 30, 34, 38, 66, 70, 90 l., 118, 126, Klappe außen hinten • sarka/Shutterstock.com: S. 18/19 • Schmidt-Röger, Heike: S. 52 (Klappe außen vorn 2.v.o.), 54, 98, 108 • SeeVera/Shutterstock.com: S. 82 r. • snowturtle/Shutterstock.com: S. 82 l. (Klappe innen vorn u.r.) • Steffen Hauser/Botanikfoto: S. 100 (Klappe innen vorn u.2.v.r.), 136 • Stephane Bidouze/Shutterstock.com: S. 138 • Zoonar/Bildagentur Geduldig: S. 44 • Zoonar/Christine Nöh: S. 60 (Klappe innen vorn u.2.v.l.) • Zoonar/Himmelhuber: S. 16, 48, 102 • Zoonar/Ingo Schulz: S. 56 (Klappe innen hinten 2.v.l.) • Zoonar/Julialine: S. 12 • Zoonar/Karin Jähne: S. 13 • Zoonar/LianeM: S. 11, 36, 96 • Zoonar/Lothar Hinz: S. 15 • Zoonar/Manfred Ruckszio: S. 104 • Zoonar/oksix: S. 92 • Zoonar/Stephan Rech: S. 58 • Zoonar/Willi Rolfes: Klappe innen hinten r. • Zyankarlo/Shutterstock.com: S. 26

HAFTUNGSAUSSCHLUSS

Die in diesem Buch enthaltenen Empfehlungen und Angaben sind von der Autorin mit größter Sorgfalt zusammengestellt und geprüft worden. Eine Garantie für die Richtigkeit der Angaben kann aber nicht gegeben werden. Autorin und Verlag übernehmen keinerlei Haftung für Schäden und Unfälle.

Bibliografische Information der Deutschen Nationalbibliothek
Die Deutsche Nationalbibliothek verzeichnet diese Publikation in der Deutschen Nationalbibliografie; detaillierte bibliografische Daten sind im Internet über http://dnb.d-nb.de abrufbar.

Wollgrasweg 41, 70599 Stuttgart (Hohenheim)
E-Mail: info@ulmer.de
Internet: www.ulmer-verlag.de
Lektorat: Ina Vetter, Sabine Drobik
Herstellung: Martina Gronau
Umschlagentwurf: Verlag Eugen Ulmer
Innenlayout und DTP: Atelier Reichert, Stuttgart
Druck und Bindung: Westermann Druck, Zwickau
Printed in Germany

ISBN 978-3-8001-0394-2